Jens Johannes Bock
Johannes Bock

Grundwissen Kieferorthopädie

Jens Johannes Bock
Johannes Bock

Grundwissen
Kieferorthopädie

Interdisziplinäre Zusammenarbeit, Diagnostik, Therapie

Korrespondenzadresse:
Dr. Jens Johannes Bock
Martin-Luther-Universität Halle-Wittenberg
Klinikum der Medizinischen Fakultät
Universitätspoliklinik für Kieferorthopädie
Große Steinstraße 19
06108 Halle (Saale)

Hinweis

Der wissenschaftliche Fortschritt in Medizin und Zahnmedizin führt zu immer neuen Erkenntnissen. Autor und Verlag haben große Mühe darauf verwendet, dass das Buch dem Wissenstand bei der Abfassung entspricht. Änderungen sind jedoch grundsätzlich möglich. Der Leser wird daher gebeten, Therapieempfehlungen und Behandlungsverfahren zu prüfen. Die Entscheidung für eine bestimmte Therapie liegt letztendlich in der Verantwortung des behandelnden Arztes und Zahnarztes.

Bibliografische Information der Deutschen Bibliothek
Die Deutsche Bibliothek verzeichnet diese Publikation in der Deutschen Nationalbibliografie; detaillierte bibliografische Daten sind im Internet über http://dnb.ddb.de abrufbar.

Copyright 2005 by Spitta Verlag GmbH & Co. KG
Ammonitenstraße 1, 72336 Balingen, http://www.spitta.de
Printed in Germany

Lektorat: Johanna Graf M. A.
Satz: Petra Freudenmann, Jungingen
Druck: Kessler Druck + Medien, Michael-Schäffer-Str.1, 86399 Bobingen
ISBN 3-938509-08-2

Inhalt

Vorwort

Kooperation zwischen Zahnarzt und Kieferorthopäden

Die Kieferorthopädie hat sich aus ersten Anfängen im 19. Jahrhundert vor allem im 20. Jahrhundert zu einem eigenständigen Fachgebiet der Zahnheilkunde entwickelt. In beinahe allen Industrieländern gibt es spezielle, entweder teilweise oder gänzlich auf die Universitäten übertragene mehrjährige Weiterbildungen zum Kieferorthopäden. Diese Spezialisierung erfordert eine enge und kollegiale interdisziplinäre Zusammenarbeit zwischen den zahnärztlichen und den medizinischen Fachdisziplinen.

Dem heute kieferorthopädisch Tätigen steht eine Vielzahl diagnostischer und therapeutischer Möglichkeiten zur Verfügung. Die Behandlungsaufgaben reichen von einfachen prophylaktischen Maßnahmen über die Therapie im Milch- und Wechselgebiss bis hin zu den aufwändigen kieferorthopädisch-kieferchirurgischen Kombinationsbehandlungen. Moderne Behandlungsmittel erlauben die orthodontische Rehabilitation des Erwachsenen ohne jegliche Altersgrenze.

Die Kieferorthopädie ist damit ein sehr spannendes und dynamisches Fach. Der Wissenszuwachs ist enorm, ablesbar auch an umfangreicher werdenden Lehrbüchern. Diese kann das vorliegende Buch nicht ersetzen. Im Vordergrund unserer Bemühungen steht vor allem, eine Grundlage zu schaffen, um die interdisziplinäre Zusammenarbeit zu fördern. Das gemeinsame Ziel zahnärztlicher und kieferorthopädischer Maßnahmen, besonders für das jugendliche Gebiss lässt sich in wenigen Schlagworten zusammenfassen: kariesfrei, parodontal gesund, eugnath und permanent.

Halle, im November 2005

Jens Johannes Bock
Johannes Bock

1
Warum Kieferorthopädie

Langfristige Gesunderhaltung

Sehr häufig wird die kieferorthopädische Behandlung, vor allem in den gesundheitspolitischen Diskussionen, als eine Behandlung angesehen, die ausschließlich aus ästhetischen Gründen erfolgt. Wenngleich diese Auffassung gerade den gestiegenen Stellenwert einer gesunden, perfekten Zahnreihe anerkennt, bleibt doch entgegen zu halten, dass die langfristige Gesunderhaltung des Gebisses bei vielen Menschen nur durch die Korrektur von Zahnstellung und Bisslage zu erreichen ist.

Karies- und Parodontalprophylaxe

Karies und Parodontopathien sind lokalisierte Erkrankungen des Zahnhartgewebes und des Zahnhalteapparates. Diese Erkrankungen entstehen durch das Zusammenwirken potenziell pathogener Mikroorganismen und potenziell ökologischer Faktoren.

Zahnengstände sind daher besonders gefährdet. Selbstverständlich können durch eine optimale Mundhygiene auch bei einem schweren Engstand kariöse oder parodontale Läsionen vermieden werden, doch die Auflösung der Engstände durch kieferorthopädische Behandlungsmaßnahmen schafft eine wesentlich bessere Voraussetzung für die langfristige Gesunderhaltung. Die Retentionsnischen für Plaque werden reduziert und die Möglichkeiten für die Selbstreinigung deutlich verbessert. So kann zum Beispiel erst nach Auflösung der Dreh- und Engstände die suffiziente Anwendung von Zahnseide erreicht werden.

Retentionsnischen reduziert

Bereits in den frühen Entwicklungsstadien des Wechselgebisses kann eine parodontale Schädigung durch ungünstige Okklusionsverhältnisse auftreten (Abb. 3b). Ein frontaler Kreuzbiss führt immer zu einer bukkalen Gingivarezession der unteren Schneidezähne. Nur durch eine zügige kieferorthopädische Therapie kann das Fortschreiten dieses Prozesses aufgehalten werden.

Parodontale Schädigung

Eine ausgeprägte Protrusion der Schneidezähne, meist mit funktionellen Fehlbelastungen (Lippenbeißen, viszerales Schlucken) kombiniert, begünstigt im Erwachsenenalter den stärker werdenden Knochenabbau des Alveolarfortsatzes mit Zahnlockerungen bis hin zum Zahnverlust (Abb. 1 und Abb. 66, siehe S. 111).

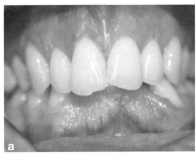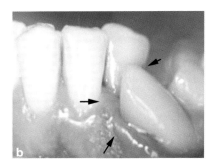

Abb. 1a und b
Männlicher Patient, 27 Jahre, Tiefbiss. Hochgradiger Engstand im unteren Frontzahngebiet mit Schachtelstellungen. Retentionsnischen für Plaque. Gingivitis (siehe Pfeile)

Verbesserung der Kau- und Abbeißfunktion

Zu den Hauptaufgaben des stomatognathen Systems gehört ohne Zweifel das Zerkleinern der Nahrung. Bei einer omnivoren Ernährungsform ist es von großer Bedeutung, sowohl Schneid- als auch Mahlvorgänge durchführen zu können. Dafür ist eine reguläre Frontzahnbeziehung genauso wichtig wie die korrekte Kaukraftableitung im Seitenzahngebiet mit einer annähernd axialen Belastung der Prämolaren und Molaren (Abb. 2).

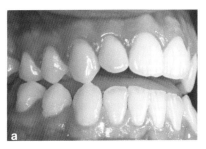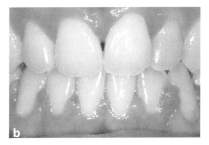

Abb. 2a und b
Okklusionbeziehungen vor und nach einer kieferorthopädisch-kieferchirurgischen Kombinationsbehandlung zur Korrektur des skelettal offenen Bisses

Schutz vor traumatischen Schäden

Eine korrekte sagittale und vertikale Schneidezahnbeziehung ist für den Schutz vor traumatischen Schäden wichtig.

Abrasion

Ein tiefer Überbiss mit Einbiss in die Gaumenschleimhaut führt nicht nur zu einer traumatischen Schädigung des Parodontiums im Oberkiefer, sondern auch zu einem übermäßigen Verlust von Zahnhartsubstanz (Abrasion) und zu einer parodontalen Schädigung im UK-Schneidezahnbereich (Abb. 3).

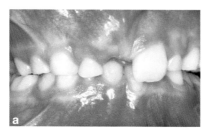 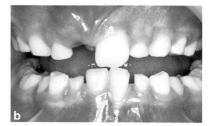

Abb. 3a und b
Tiefbiss mit Einbiss der unteren Schneidezähne in die Gaumenschleimhaut. Rezession Zahn 31 bereits im frühen Wechselgebiss

Risiko für
Sturzverletzung

Bei einer Vergrößerung der sagittalen Schneidekantenstufe (= Overjet) von mehr als 4 mm besteht ein erheblich größeres Risiko für eine Schlag- oder Sturzverletzung der oberen Schneidezähne (Abb. 104, siehe S. 161). Als Spätfolgen einer vergrößerten sagittalen Stufe sind Zahnlockerungen und vorzeitiger Zahnverlust anzusehen, die durch Weichteildysfunktionen und ungünstige paraxiale Belastung der Schneidezähne zusätzlich begünstigt werden.

Verbesserung der Phonetik

Für die Sprachlautbildung, aber auch für die Umstellung des infantilen zum somatischen Schlucktyp, ist eine geschlossene Zahnreihe im Seitenzahn- und Frontzahnbereich von großer Bedeutung. Allerdings sollte auch betont werden, dass nicht jedes Diastema mediale behandelt werden muss.

Präprothetische Behandlungsaufgaben

Durch Einführung der festsitzenden Behandlungstechniken, die eine körperliche Zahnbewegung erlauben, konnte in den vergangenen Jahrzehnten eine erhebliche Erweiterung des Behandlungsspektrums erreicht werden. Durch einfache Behandlungsmittel kann so eine prothetische Versorgung möglicherweise erheblich erleichtert werden.

Erhebliche Erweiterung des Behandlungsspektrums

Vor allem die Aufrichtung und achsengerechte Einstellung in Extraktionslücken gekippter und rotierter Molaren verbessern die Pfeilersituation und die prothetische Versorgungsmöglichkeiten.

Im Sinne des Patienten ist deshalb eine enge und vertrauensvolle interdisziplinäre Zusammenarbeit zwischen Zahnarzt und Kieferorthopäden notwendig. Differenzialdiagnostisch ist zu erwägen, ob im Einzelfall durch die körperliche Zahnbewegung auch Pfeileroptimierungen erreicht werden können (Abb. 4).

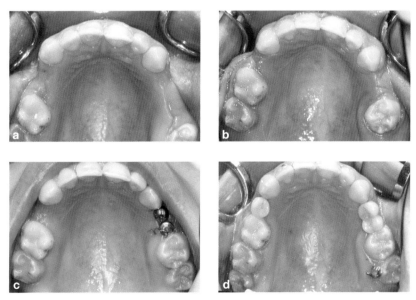

Abb. 4a bis d
Kieferorthopädische Lückenverkleinerung nach Zahnverlust der ersten und zweiten Prämolaren und des Zahnes 26. Kieferorthopädische Lückeneinengung um 8 mm rechts und 12 mm links. Reduzierung der Implantatzahl von fünf auf drei. Durchbruch und Einstellung der Weisheitszähne

Ästhetische Verbesserung

Die kieferorthopädische Behandlung kann das Erscheinungsbild eines Menschen erheblich beeinflussen. Im Zusammenspiel mit konservierenden und prothetischen Maßnahmen ist es möglich, Patienten ein strahlendes Lächeln zu schenken. Die Gesichtsharmonie und den Profilverlauf zu verbessern ist, ein wichtiger Grund für eine kieferorthopädische Behandlung (Abb. 5).

Gesichtsharmonie und Profilverlauf

Aus Sicht des Patienten kommt diesem Aspekt eine besonders hohe Bedeutung zu. In einigen Studien konnte nachgewiesen werden, dass beispielsweise eine kieferorthopädisch-kieferchirurgische Kombinationsbehandlung zu einer wesentlich höheren Lebensqualität beiträgt (*Maurer* 2002, *Bock* 2005). Die Patienten berichten, dass sie sehr viel eher Kontakt mit fremden Personen aufnehmen oder dass sie sich erst nach der Behandlung trauten, in einem Restaurant essen zu gehen.

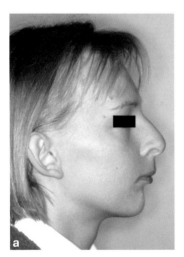 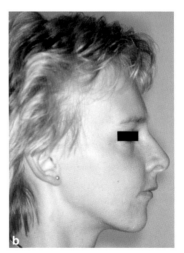

Abb. 5a und b
Extraorale Ansichten vor und nach einer kieferorthopädisch-kieferchirurgischen Kombinationsbehandlung. Umstellung einer Angle-Klasse II/1 durch eine umgekehrte Obwegeser/Dal-Pont-Osteotomie.

2
Schädel- und Gebissentwicklung

Entwicklung des Schädels

Hirn- und Gesichtsschädel

Die postnatale Schädelentwicklung in den ersten Lebensjahren ist vor

Hirnschädel

allem durch das Wachstum des Hirnschädels geprägt. Die einzelnen Schädelanteile sind über die Fontanellen und Syndesmosen (= Suturen, vorwiegend kollagene Fasern als Verbindung zwischen den Knochenanteilen) miteinander verbunden. Durch die unterschiedlichen Verknöcherungen im Bereich der Schädelnähte wird eine schnelle Volumenzunahme des Hirnschädels ermöglicht. Die zügige Volumen-

Knochenzuwachs im Bereich der Schädelnähte und Fontanellen

zunahme ist vor allem durch den Knochenzuwachs im Bereich der Schädelnähte und Fontanellen bedingt. Die Verknöcherung der Fontanellen unterliegt starken individuellen Schwankungen. In der Regel wird davon ausgegangen, dass dieser Vorgang bis zum zweiten Lebensjahr abgeschlossen ist. In seltenen Fällen sind Störungen (Kraniostenose mit vorzeitiger Verknöcherung oder bei Hydrozephalus mit stark verzögertem Verschluss der Fontanellen) zu beobachten. Die Umwandlung der Syndesmosen in Synostosen, d. h. die vollständige Verknöcherung der Schädelnähte, dauert bis etwa zum 25. Lebensjahr an. Treten vorzeitige Verknöcherungen im Bereich der Suturen auf, so entstehen Dysostosen wie beispielsweise der Kahn- oder Turmschädel.

Gesichtsschädel

Vertikalentwicklung

Die Entwicklung des Gesichtsschädels vollzieht sich langsamer und ist neben einer Größenzunahme vor allem durch die Vertikalentwicklung geprägt. Nach *Enlow* ist diese Wachstumsrichtung des menschlichen Schädels Folge der evolutionären Anpassung an die Herausbildung des aufrechten Ganges mit der sich daraus ableitenden Notwendigkeit, ein möglichst großes Sichtfeld zu erreichen.

Zwischen dem fünften und sechsten Lebensjahr dominiert das Wachstum des Viszerokraniums gegenüber dem des Neurokraniums, welches etwa im achten Lebensjahr seine endgültige Größe erreicht hat. Die Wachstumsvorgänge des Gesichtsschädels können bis in die dritte Lebensdekade hinein andauern und werden von unterschiedlichen Faktoren beeinflusst.

Es besteht ein enger Zusammenhang zwischen der Entwicklung der beiden Schädelanteile. Eine Schlüsselrolle kommt dabei den Wachstumsvorgängen im Bereich der Schädelbasis zu, die nach *Enlow* autonom ablaufen. Hierbei sind die Synchondrosen sphenooccipitales, -frontales und -ethmoidales von großer Bedeutung. Im Gegensatz zu den Syndesmosen (Suturen) besteht die Fuge zwischen den Knochenanteilen einer Synchondrose aus hyalinem Knorpel. Während des Wachstums findet eine Größenzunahme durch Knochenablagerung beidseits dieser Fuge statt (Stemmkörperwirkung).

Wachstumsvorgänge im Bereich der Schädelbasis

Entwicklung der Maxilla

Die Entwicklung des Oberkiefers unterliegt einer Vielzahl von Faktoren. Als Translation (sekundäre Verlagerung) wird dabei die kaudoventrale Verlagerung des nasomaxillären Komplexes bezeichnet (Abb. 6a). Bedingt durch die Wachstumsvorgänge im Bereich der Schädelbasis wird der Oberkiefer passiv verlagert. Zusätzlich finden resorptive und appositionelle Vorgänge (primäre Verlagerung) statt. Im Bereich des Nasenbodens trägt die Resorption von Knochen zur Kaudalverlagerung und zur Entstehung der Nasennebenhöhlen bei. Die suturale und periostale Knochenapposition am Gaumendach, im Bereich des Alveolarfortsatzes und in der Tuberregion dient vorwiegend der vertikalen Größenzunahme.

Sekundäre Verlagerung

Primäre Verlagerung

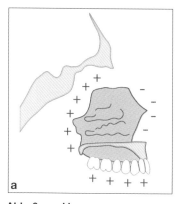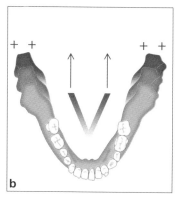

Abb. 6a und b
Primäre und sekundäre Verlagerung des nasomaxillären Komplexes. UK-Wachstum gemäß dem V-Prinzip. Auf der Außenseite kommt es zu einer Resorption, auf der Innenseite zu einer Apposition. Neben einer Größenzunahme erfolgt eine Verlagerung der Mandibula (Abb. 6b), (Umzeichnung nach *Enlow*)

Entwicklung der Mandibula

Die Translation des Unterkiefers erfolgt durch die Wachstumsvorgänge in den Processus condylares. Außerdem finden während der Entwicklung der Mandibula ausgeprägte transformatorische Prozesse mit Knochenapposition und -resorption statt. Für die sagittale Dimension ist das Wachstum nach dem V-Prinzip charakteristisch (Abb. 6b). Die Breitenentwicklung ist durch eine relativ zeitige Festlegung der Kiefergelenkgruben festgeschrieben und unterliegt einer engen Grenze.

Breitenentwicklung unterliegt enger Grenze

Wachstumstheorien

Wichtiges Bauprinzip der Schädelentwicklung ist es, mit einem möglichst geringen Aufwand (Skelettknochen) ein Maximum an Stabilität zu gewinnen. Dabei spielt eine Dimensionsveränderung durch reine Größenzunahme eine eher untergeordnete Rolle. Von weit größerer Bedeutung ist das Wachstum im suturalen und synchondralen Bereich. Die Syndesmosen werden auch als Wachstumszonen bezeichnet, während die Synchondrosen als Wachstumszentren angesehen werden.

Wachstumszonen/ Wachstumszentren

Die klassischen Wachstumstheorien gehen davon aus, dass sich unter hormoneller Beeinflussung zunächst die Wachstumszentren und -zonen entwickeln und die Weichgewebe folgen. Im Gegensatz dazu entwickelte *Moss* 1954 die Theorie der funktionellen Matrix. Ausgangspunkt für Wachstum sind dabei die physiologischen Funktionen wie Atmen, Sprechen und Schlucken. Die Entwicklung geht deshalb primär von den Bindegeweben aus, das Knochenwachstum folgt passiv und sekundär.

Gebissentwicklung

Das menschliche Gebiss ist heterodont und diphyodont. Bis zur Ausbildung des vollständigen permanenten Gebisses vergeht ein ungefährer Zeitraum von 14 bis 16 Lebensjahren. Vielerlei Störungen sind auf diesem langen Entwicklungsweg möglich.

Deshalb ist es sinnvoll, die durchschnittlichen Durchbruchszeiten der ersten und zweiten Dentition zu beachten (Tab. 1 und 2). Erhebliche Abweichungen der Reihenfolge und des Zeitablaufes bedürfen immer einer radiologischen Abklärung. Es ist zu empfehlen, im Rahmen der klinischen Untersuchungen (z. B. FU und IP1 bis IP5) mit einem Zahnappell und dem Vergleich zwischen chronologischem und dentalem Alter zu beginnen.

Vergleich zwischen chronologischem und dentalem Alter

Der Durchbruch der ersten Milchschneidezähne erfolgt durchschnittlich im sechsten bis siebten Lebensmonat. Ein vollständiges Milchgebiss ist mit der Eruption der zweiten Milchmolaren etwa im 24. Lebensmonat erreicht (Tab. 1). Innerhalb dieser Entwicklungsphase vollzieht sich mit dem Zahndurchbruch und den Wachstumsvorgängen des Alveolarfortsatzes die erste physiologische Bisshebung. Die Nutzungsperiode des Milchgebisses ist gekennzeichnet durch Abrasionen der Okklusalflächen und durch verschiedene Wachstumsvorgänge im Kieferbereich. Es entstehen die so genannten Primatenlücken: Im Oberkiefer zwischen den zweiten Schneidezähnen und den Eckzähnen, im Unterkiefer zwischen Eckzähnen und ersten Milchmolaren.

Primatenlücken

Etwa im fünften Lebensjahr bilden sich die Molarenfelder distal der zweiten Milchmolaren (Abb. 7). Der Durchbruch der ersten Molaren als Zuwachszähne wird vorbereitet.

Molarenfelder

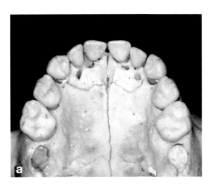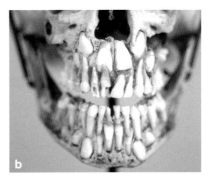

Abb. 7a und b
Herausbildung der Molarenfelder und palatinale Durchbruchsrichtung der permanenten Schneidezähne im fünften Lebensjahr. Aufgrund der verhältnismäßig kleinen Kiefer beeindruckende Staffelstellungen der Keimanlagen

Die erste Wechselgebissphase beginnt mit dem Durchbruch der ersten bleibenden Zähne. Entsprechend der ersten durchbrechenden Zahnart wird zwischen einem Molarentyp und einem Inzisivustyp unterschieden.

Erste Dentition	Durchbruchszeit
Mittlere Schneidezähne OK/UK	6 ± 2 Monate
Seitliche Schneidezähne OK/UK	10 ± 2 Monate
Erste Milchmolaren OK/UK	14 ± 2 Monate
Milcheckzähne OK/UK	18 ± 2 Monate
Zweite Milchmolaren OK/UK	22 ± 2 Monate

Tab. 1
Durchbruchszeiten der ersten Dentition nach *Kahl-Nieke*

Einstellung der
ersten Molaren

Die Einstellung der ersten Molaren in eine neutrale Verzahnung ist abhängig von der Konfiguration der Postlaktalebene. Nach *Baume* werden vier Einstellungsmuster unterschieden (Abb. 8). Nach vollständiger Eruption der permanenten Schneidezähne und der ersten Molaren ist die erste Wechselgebissphase abgeschlossen. Als Ruhephase des Wechselgebisses wird der Zeitraum bis zum Durchbruch der Ersatzzähne im Stützzonenbereich etwa im zehnten Lebensjahr bezeichnet.

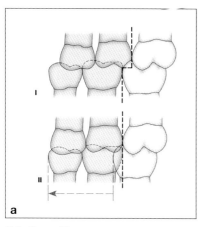 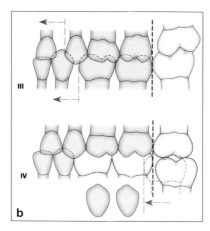

Abb. 8a und b
Einstellung einer korrekten Molarenbeziehung nach *Baume*. (I – stufenförmige Postlaktalebene; II gerade Postlaktalebene und Ausnutzen der Primatenlücke im UK; III – gerade Postlaktalebene mit lückigem Durchbruch des ersten oberen Molaren; IV – gerade Postlaktalebene und Ausnutzen des etwas größeren Leeway-Space im Unterkiefer)

Die zweite Wechselgebissphase beginnt bei Mädchen ungefähr drei bis sechs Monate früher als bei Jungen und ist mit dem vollständigen Durchbruch der zweiten Molaren im Alter zwischen 12 und 14 Jahren abgeschlossen. Mit der Einstellung der zweiten Molaren fällt die zweite physiologische Bisshebung zusammen.

Zweite physiologische Bisshebung

Der zeitliche Ablauf des Zahnwechsels im Stützzonenbereich und der Durchbruch der zweiten Molaren unterliegen einer großen Variabilität. In der Regel erfolgt der Zahnwechsel im Unterkiefer in der Reihenfolge Eckzahn, erster Prämolar und zweiter Prämolar. Im Oberkiefer bricht der Eckzahn erst nach der Eruption der ersten Prämolaren durch.

Zweite Dentition	Durchbruchszeit
Erste Prämolaren OK, UK Eckzähne Unterkiefer	10 Jahre ± 9 Monate
Zweite Prämolaren OK/UK Eckzähne Oberkiefer	11 Jahre ± 9 Monate
Zweite Molaren OK/UK	12 Jahre ± 9 Monate

Tab. 2
Durchbruchszeiten der zweiten Dentition nach *Kahl-Nieke*

Den längsten Durchbruchsweg hat der obere Eckzahn, der die höchste Verlagerungstendenz aufweist. Etwa im zehnten bis elften Lebensjahr sollten beide oberen Eckzähne als Vorwölbung des Alveolarfortsatzes bukkal tastbar sein. Es wird davon ausgegangen, dass eine regelrechte Einordnung der oberen Eckzähne erst dann erfolgt, wenn die zweiten Schneidezähne als eine Art »Leitschiene« fungieren (*Harzer* 1998). Bei Nichtanlagen der zweiten Schneidezähne ist häufiger auch die Verlagerung eines Eckzahnes zu beobachten.

Zweite Schneidezähne fungieren als Leitschiene

Auf eine seitengleiche, symmetrische Entwicklung der Dentition ist bei einer klinischen Untersuchung immer zu achten. Zwischen der rechten und linken Kieferseite sollte vor allem im Eckzahnbereich nicht mehr als sechs Monate Unterschied bestehen (Persistenz des Milchzahnes, Stand des Zahnwechsels).

Auf seitengleiche Entwicklung der Dentition achten

Die entscheidenden Entwicklungsphasen des Gebisses sind mit der Einstellung der zweiten Molaren abgeschlossen. Der Durchbruch der dritten Molaren zwischen dem 17. und 20. Lebensjahr schließt die Gebissentwicklung ab. Liegt ein Missverhältnis zwischen Zahn- und Kiefergröße vor, so bleibt dieser Durchbruch unvollständig. Die Retention und Verlagerung der dritten Molaren ist in der mitteleuropäischen Bevölkerung weit verbreitet.

Störungen der Gebissentwicklung

Sowohl genetische als auch exogene Einflüsse können von erheblicher Bedeutung für die Gebissentwicklung sein und sich als negative Faktoren gegenseitig verstärken.

Genetisch determiniert sind die Zahnzahl und die Zahnform. Es kann sowohl eine Zahnunterzahl als auch eine Zahnüberzahl vorliegen.

Zahnzahl und Zahnform sind genetisch determiniert

Zahnunterzahl

Fehlt eine Zahnanlage, so spricht man von einer Aplasie. Diese Nichtanlage, die bei 6 % bis 9 % der Bevölkerung auftreten (*Schopf* 2000), kann einseitig oder beidseitig auftreten. Klinische Symptome für das Fehlen von bleibenden Zähnen sind die Persistenz der Milchzähne und

Klinische Symptome

die Zahnwanderungen der Nachbarzähne in die Lücke des fehlenden Ersatzzahnes.

Der häufigste nicht angelegte Zahn ist der Weisheitszahn. Bei etwa 30 % der Bevölkerung fehlen die dritten Molaren. Ohne Berücksichtigung der Weisheitszähne ist nach *Peters* der häufigste nicht angelegte Zahn der zweite untere Prämolar, gefolgt vom zweiten oberen Schneidezahn und dem zweiten oberen Prämolar.

Hypodontie und Oligodontie bezeichnen das Fehlen mehrerer Zahnanlagen (ohne Beachtung der Weisheitszähne). Die Hypodontie bezieht sich auf das Vorliegen typischer Nichtanlagen. Dazu gehört das Fehlen von zweiten Prämolaren, zweiten oberen Schneidezähnen, mittleren unteren Schneidezähnen sowie der ersten Prämolaren im Oberkiefer (*Sterzik* 1994). Bei einer Oligodontie liegen multiple, atypische Nichtanlagen vor. Oligodontie und Anodontie (Fehlen aller Zähne) sind selten und häufiger mit syndromalen Erkrankungen wie der ektodermalen Dysplasie verknüpft.

Hypodontie

Oligodontie

Nichtanlagen im Milchgebiss sind Ausnahmen, häufig fehlen dann auch die entsprechenden Ersatzzähne. Nach Auswertung von mehr als 3000 Befundunterlagen fanden *Sterzik* et al. (1994) eine Hypodontie bei 8,1 % und eine Oligodontie bei 0,6 % der Patienten (ohne Weisheitszähne).

Nichtanlagen im Milchgebiss in Ausnahmefällen

Zahnüberzahl

Nach *Kahl-Nieke* tritt eine Hyperodontie im permanenten Gebiss bei 0,1 % bis 4,0 % auf und ist in weit überwiegendem Maße auf den Oberkiefer beschränkt. Als zusätzliche Zahnanlagen finden sich Mesiodentes, Para- oder Distomolaren.

Mesiodentes

Zahngröße und -form

Die Zahngröße unterliegt großen individuellen Schwankungen. So bestehen Geschlechtsunterschiede und ein unterschiedliches Zahngrößenverhältnis zwischen Ober- und Unterkiefer (Relationen nach *Tonn* bzw. *Bolton*). Dieses ist kieferorthopädisch bedeutungsvoll und muss wie das Verhältnis zwischen Zahn- und Kiefergröße bei der Terminplanung berücksichtigt werden.

Hypoplasie

Eine Hypoplasie wird am häufigsten für den zweiten oberen Schneidezahn beobachtet. Röntgenologisch muss abgeklärt werden, in wieweit die Wurzelbildung beeinträchtigt ist. Insbesondere bei einer Extraktionstherapie ist die Wertigkeit eines hypoplastischen Zahnes kritisch zu prüfen.

Eine abweichende Zahnform beeinflusst die Gebissentwicklung (Abb. 9). Makrodontie, Zwillingsbildungen oder Zahnverschmelzungen führen zu einem gestörten Zahndurchbruch.

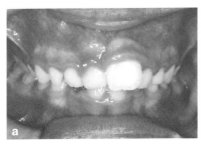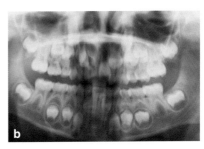

Abb. 9a und b
Patientin (siebeneinhalb Jahre alt) mit gestörtem Zahnwechsel durch Markrodontie der Zähne 11 und 21. Überzahl in Regio 12. Persistenz der Zähne 51, 52 und 62

Wurzelkonfiguration

Taurodontismus

Für die Möglichkeiten einer körperlichen Zahnbewegung ist die Wurzelkonfiguration vor allem der Prämolaren und Molaren von Bedeutung. Unter einem Taurodontismus wird eine Kronenpulpa verstanden, die weit in den Wurzelbereich hineinreicht. Taurodontische Zähne sind nur eingeschränkt körperlich zu bewegen (Abb. 24, siehe S. 58).

Dilazerationen

Dilazerationen von Zahnwurzeln vor allem im Frontzahngebiet sind häufig Folge traumatischer Einflüsse. Dagegen weisen die Wurzeln der ersten und zweiten Prämolaren als angeborene Fehlentwicklung mitunter eine grazile Form mit Wurzelabknickungen im apikalen Bereich auf. Die Möglichkeiten einer körperlichen Zahnbewegung sind eingeschränkt, da die Gefahr idiopathischer Wurzelresorptionen besteht.

Zeitliche Störungen der Gebissentwicklung

Zwischen dentalem und chronologischem Alter können erhebliche Unterschiede bestehen (Abb. 10). Der Zahndurchbruch kann generalisiert verfrüht (Dentitio präcox) oder verspätet (Dentitio tarda) erfolgen.

Dentitio präcox
Dentitio tarda

Zumindest in den Industrieländern ist seit etwa zweihundert Jahren eine Akzeleration zu beobachten, von der auch der Zahndurchbruch im Sinne einer altersgemäßen Vorverlagerung betroffen ist.

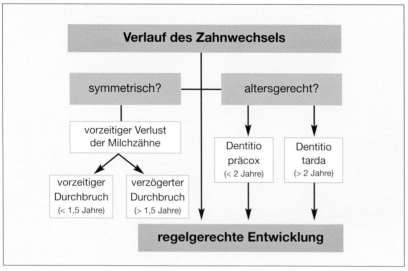

Abb. 10
Im Rahmen der klinischen Untersuchung Heranwachsender sollte der zeitliche Verlauf der Zahnentwicklung überprüft werden. Der Beginn einer kieferorthopädischen Behandlung richtet sich weniger nach dem chronologischen Alter als nach dem Stand des Zahnwechsels.

Eine Besonderheit liegt vor, wenn Milchzähne vorzeitig verloren gehen. Ein beschleunigter Zahndurchbruch des permanenten Nachfolgers ist zu erwarten, wenn dieser Zahnverlust weniger als anderthalb Jahre vor dem natürlichen Zahnwechsel erfolgt. Geht der Milchzahn früher verloren, so bildet sich eine vollständige Knochenbrücke über den Zahnkeim des Ersatzzahnes und der Zahndurchbruch verzögert sich. In diesem Falle muss durch kieferorthopädische Behandlungsmittel eine Lückeneinengung durch Zahnwanderungen der Nachbarzähne unbedingt verhindert werden.

Vorzeitiger Verlust der Milchzähne

!

Verlust bleibender Zähne:

Bei dem Verlust bleibender Zähne, vor allem in der Wechselgebissphase gelten die Wanderungsgesetze nach *Baume*:

1. Ohne kieferorthopädische Nachbehandlung erfolgt eine kippende Bewegung der Nachbarzähne in die Zahnlücke.

2. Wanderungsgeschwindigkeit ist im OK doppelt so schnell wie im
   UK.

3. Zahnkeime bewegen sich eher körperlich.

4. Durchgebrochene Prämolaren wandern langsamer nach distal
   als die durchgebrochenen Molaren nach mesial.

5. Bei Zahnverlust im Seitenzahngebiet erfolgt ein schnellerer
   Durchbruch der zweiten und dritten Molaren

Eugnathie und Dysgnathie

Eugnathie

Unter dem Begriff der Eugnathie ist eine funktionell und morphologisch harmonische Beziehung der Kiefer und der Zähne zueinander zu   Definition
verstehen. Weiterhin gehören dazu (Abb. 11):

- volle Zahnzahl, normale Zahnform

- kein Engstand, keine Lücken

- korrekte Einlagerung der Kieferbasen

- ungehinderte Artikulation und Okklusion

- Gleichgewicht der orofazialen Muskulatur

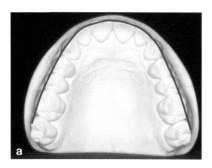 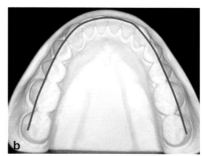

Abb. 11a und b
Engstandsfreies, lückenloses permanentes Gebiss. Oberkiefer: ellipsoider Zahnbogenverlauf, Unterkiefer: parabelförmiger Zahnbogenverlauf

Sechs Schlüssel der Okklusion nach Andrews

Einen wichtigen Beitrag zur Verknüpfung des Begriffes Eugnathie mit
einer praxisnahen Umsetzung in kieferorthopädische Behandlungsziele wurde 1972 durch *Andrews* vorgestellt, der aus der Vermessung von
mehr als 200 kieferorthopädischen Modellen von Patienten mit einer
Idealokklusion eine Reihe wichtiger Erkenntnisse gewinnen konnte. In
kurzer und prägnater Form fasste er seine Ergebnisse in den so
genannten »Sechs Schlüsseln der Okklusion« zusammen.

!

> *Sechs Schlüssel der Okklusion nach Andrews:*
>
> ▪ Beziehung der Molaren
>
> ▪ Angulation
>
> ▪ Kronentorque
>
> ▪ keine Rotationen
>
> ▪ kein Engstand, keine Lücken
>
> ▪ flache Okklusionsebene

1. Schlüssel: Beziehung der Molaren

Entsprechend der von *Edward Angle* um 1900 vorgestellten Molarenbeziehung greift der mesiobukkale Höcker des ersten oberen Molaren
in die Querfissur des ersten unteren Molaren. Von *Andrews* wurde
außerdem gefordert, dass die distale Randleiste des oberen ersten
Molaren mit der mesialen Randleiste des unteren zweiten Molaren in
Kontakt steht (Abb. 12).

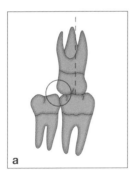 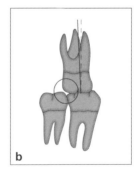 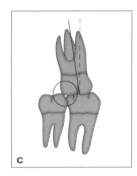

Abb. 12a bis c
Möglichkeiten der Molarenbeziehung: Angle-Klasse I. Erster Molar mit unzureichender
Angulation (Abb. 12a und b). Für eine korrekte Angulation ist es nach *Andrews* erforderlich, dass die distale Randleiste des ersten OK-Molaren mit der mesialen Randleiste des
unteren zweiten Molaren in Kontakt steht (Abb. 12c).

2. Schlüssel: Angulation

Orientierung in
mesio-distaler
Richtung

Nach *Andrews* gibt es für jeden Zahn eine typische Orientierung in
mesio-distaler Richtung. Eine korrekte Angulation vor allem im Seiten-

zahngebiet gewährleistet die axiale Kaukraftableitung. Die Angulationswerte, die bei Anwendung einer vorprogrammierten festsitzenden
Apparatur in die Bracketbasen eingearbeitet werden, unterscheiden
sich von Hersteller zu Hersteller (Abb. 13).

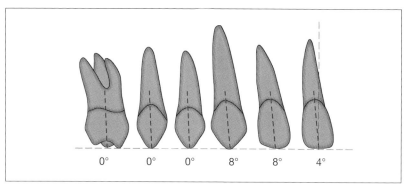

Abb. 13
Die Angulation beschreibt die Kronenachsneigung in mesio-distaler Richtung. Die Werte
im Eckzahnbereich (10° bis 14°) sind am höchsten, während für die Prämolaren eine
Neigung bezogen auf die Kauebene von 0° bis 4° angegeben wurden.

3. Schlüssel: Kronentorque

Der Torque beschreibt die Kronenachsneigung in vestibulo-oraler
Richtung (Abb. 14). Auch hier liegen unterschiedliche Angaben in
Abhängigkeit von Autor und Brackethersteller vor.

Insbesondere die Werte für die oberen und unteren Schneidezähne
sind sehr verschieden. Von einigen Autoren wurden bezogen auf die
Ausgangsbefunde unterschiedliche Bracketbasen empfohlen.

Für die Seitenzähne im Oberkiefer ist die Kronenachsneigung in vestibulo-oraler Richtung für die Prämolaren und Eckzähne annähernd
gleich groß, während die Molaren eine etwas stärkere Neigung aufwei-
sen. Im unteren Seitenzahnbereich liegt ein negativer Wert vor, das
heißt, die okklusalen Kronenanteile stehen weiter lingual als die gingivalen Anteile.

*Kronenachsnei-
gung in vestibulo-
oraler Richtung*

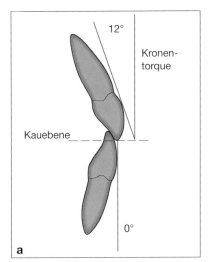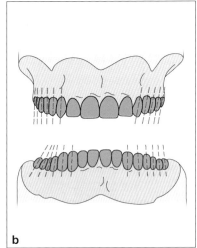

Abb. 14a und b
Der Torque beschreibt die Kronenachsneigung in vestibulo-oraler Richtung.

4. Schlüssel: Keine Rotationen

Diese Forderung berücksichtigt, dass rotiert stehende Molaren und Prämolaren mehr Platz im Zahnbogen einnehmen. Drehstellungen im Frontzahngebiet sind dagegen Zeichen eines primären oder sekundären Platzmangels. Ausnahme bildet das Milchgebiss. Ein lückiges Milchgebiss ist prognostisch günstig, um während des Zahnwechsels die Einstellung der Ersatz- und Zuwachszähne zu erreichen (Abb. 15).

5. Schlüssel: Kein Engstand, keine Lücken

Ein enger, punktförmiger Kontakt im Approximalraum ist für die Stabilität im Zahnbogen und für wichtige Funktionen des stomatognathen Systems, wie Sprechen und Kauen, von großer Bedeutung (Abb. 15).

6. Schlüssel: Flache Okklusionsebene

Für eine ideale Okklusionbeziehung zwischen Ober- und Unterkiefer muss die Spee-Kurve flach verlaufen (Abb. 15).

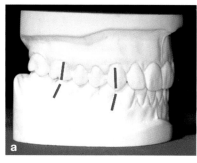 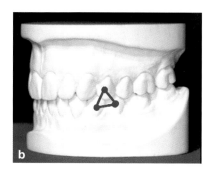

Abb. 15a und b
Schlüssel 4, 5 und 6: Keine Zahnrotationen, engstandsfrei und flache Okklusionskurve.
Neutrale Verzahnung im Eckzahn- und Molarengebiet. Sagittale Schneidekantenstufe
(Overjet) = 2 mm, vertikaler Überbiss (Overbite) = 2 mm. Einzahn-zu-Zweizahn-Bezie-
hung (Dreiecksbeziehung)

Dysgnathie

Wie schwierig es ist, die dreidimensionale Abweichung einer Gebissanomalie im Vergleich zum eugnathen Gebiss zu beschreiben, zeigt die
Vielzahl der in der Vergangenheit vorgeschlagenen Klassifikationen.

*Vielzahl vorge-
schlagener Klassifi-
kationen*

Erste Versuche, eine systematische Einteilung der Zahn- und Kieferfehlstellungen vorzunehmen, wurden bereits im 19. Jahrhundert durch
Carabelli vorgenommen.

Eine bis heute gültige Klassifikation wurde durch *Edward H. Angle*
(1907) eingeführt. *Angle* beschrieb drei Möglichkeiten der Okklusionbeziehung zwischen oberen und unteren ersten Molaren (Tab. 3).

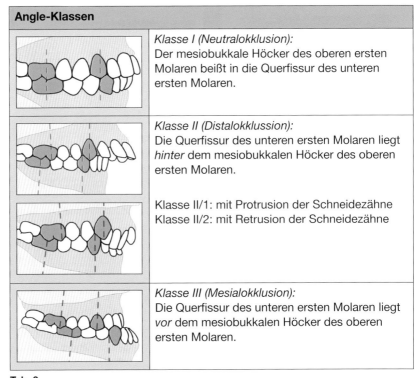

Angle-Klassen	
	Klasse I (Neutralokklusion): Der mesiobukkale Höcker des oberen ersten Molaren beißt in die Querfissur des unteren ersten Molaren.
	Klasse II (Distalokklussion): Die Querfissur des unteren ersten Molaren liegt *hinter* dem mesiobukkalen Höcker des oberen ersten Molaren. Klasse II/1: mit Protrusion der Schneidezähne Klasse II/2: mit Retrusion der Schneidezähne
	Klasse III (Mesialokklusion): Die Querfissur des unteren ersten Molaren liegt *vor* dem mesiobukkalen Höcker des oberen ersten Molaren.

Tab. 3
Klassifikation nach *Angle*

Beschreibung
von sagittalen
Abweichungen

Mithilfe dieser Klassifikation können Abweichung in der sagittalen Dimension beschrieben werden. *Angle* erweiterte die Klasse II um zwei Untergruppen: Klasse II/1 mit Protrusion der Schneidezähne, Klasse II/2 mit Retrusion der Schneidezähne. Von *Angle* wurden mögliche Zahnwanderungen während der Wechselgebissphase nicht berücksichtigt. Unter Umständen ist es deshalb notwendig, diese dentoalveolären Veränderungen zu berücksichtigen (Rekonstruktion der Bisslage).

»Bonner
Klassifikation«

Eine vor allem auf die Ursache der Fehlstellung bezogene Klassifikation wurde durch *Kantorowicz* und *Korkhaus* 1926 vorgestellt (»Bonner Klassifikation«), die durch *Reichenbach* und *Brückl* modifiziert wurde. Dabei wird zwischen den vorwiegend genetisch determinierten und den erworbenen Anomalien unterschieden.

Bonner Klassifikation (modifiziert nach Reichenbach und Brückl):   !

- Schmalkiefer
  - mit Spitzfront
  - mit eng stehender Front
- Kreuzbiss
- Progenie
- Deckbiss
- offener Biss
  - lutschoffen
  - echter offener B.
- Folgen vorzeitigen Zahnverlusts
- sonstige einfach bedingte Anomalien

Nach *Klink-Heckmann* und *Bredy* werden die Dysgnathien nach Leit-symptomen eingeteilt. Nachteile beider Einteilungen bestehen darin, dass ein Patient selbstverständlich Folgen eines vorzeitigen Zahnver-lustes, aber auch einen Kreuzbiss und einen lutschoffenen Biss auf-weisen kann. Deshalb schlugen *Klink-Heckmann* und *Bredy* vor, aus-gehend von einer umfangreichen Diagnostik, das Leitsymptom zu wählen, das voraussichtlich während der kieferorthopädischen Behandlung das Hauptproblem darstellt.

Einteilung nach Leitsymptomen (Klink-Heckmann und Bredy):   !

- Platzmangel
- Platzüberschuss
- ausgeprägte sagittale Schneidkantenstufe
- unterer Frontzahnvorbiss
- laterale Okklusionsstörung
- offener Biss
- steil stehende Schneidezähne
- falsch verzahnte Einzelzähne
- fehlerhafte Zahnzahl

Entstehung und Häufigkeit der Dysgnathien

Genetische
Kontrolle

Das allgemeine Körperlängenwachstum unterliegt einer genetischen Kontrolle. In einer Längsschnittstudie wurde nachgewiesen, dass ein-eiige Zwillinge identische Wachstumskurven haben. Ein banaler Infekt kann während der Entwicklung ein deutliches Zurückbleiben bei einem der beiden Zwillinge erzeugen. Später wird dieser Einbruch jedoch durch vermehrte Größenzunahme wieder ausgeglichen (*Leuwyns* 1993).

Während der Schädel- und Gebissentwicklung läuft ein komplexes und von vielen Faktoren beeinflusstes Wachstum ab. Hinsichtlich der komplizierten Gesichtsmorphologie nimmt man an, dass eine Vielzahl unserer 30000 Gene bei der Entwicklung der fazialen Strukturen betei-ligt ist.

Die molekulargenetischen Mechanismen, die die normale Zahn- und Kieferentwicklung steuern, sind in ihren Einzelheiten derzeit noch nicht erforscht. Die Mutation eines einzigen Gens kann zu einer Erkrankung führen. Allerdings werden die meisten der Merkmale und Erkrankun-gen von mehreren genetischen Faktoren bestimmt. Schließlich kann der gleiche Phänotyp durch unterschiedliche Mutationen hervorgeru-fen werden.

Einzelgen-
mutationen

Oligodontie

Bei den bis jetzt entschlüsselten Einzelgenmutationen fällt auf, dass es sich oft um sehr komplexe Störungen handelt. Zwei Beispiele seien angeführt: Für die autosomal dominant vererbbare Oligodontie (Abb. 16) sind Mutationen im MSX1- und PAX9-Gen der Homöobox-Genfa-mile verantwortlich (*Golan* 2002).

Dysostosis
cleidocranialis

Eine Mutation im RUNX2-Gen, Hauptregulatorgen bei der Osteo-blastogenese, liegt bei der autosomal dominant vererbbaren Dysosto-sis cleidocranialis vor (*Golan* 2002).

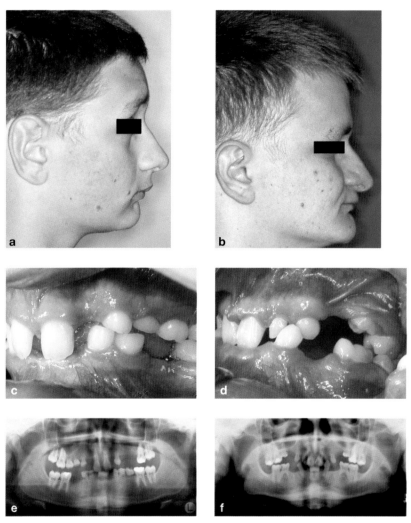

Abb. 16a bis f
Oliogontie bei zwei Brüdern. Multiple Nichtanlagen und Persistenz der Milchzähne. Resorption der Milchzähne trotz fehlender bleibender Zähne. Extremer Tiefbiss mit Verkürzung des Untergesichts

Trotz einiger Bemühungen gelang es bisher nicht, zum Beispiel ein »Progenie-Gen« zu finden. Aus zahlreichen Untersuchungen ist lediglich bekannt, dass eine familiäre Häufung bei einer mandibulären Prognathie zu beobachten ist. Eindrucksvolles Beispiel ist die das Auftreten dieser Kieferfehlstellung bei dem Geschlecht der Habsburger.

Mandibuläre
Prognathie

Additative
Polygenie

Ableitend von morphologischen Studien an eineiigen und zweieiigen Zwillingen wurde das Modell der additativen Polygenie mit multifaktorieller Bedingtheit und Schwellenwerteffekt entwickelt. Das heißt, für die Ausprägung eines bestimmten Symptoms ist nicht nur die Aberration eines oder mehrerer Gene verantwortlich, sondern das Zusammenspiel mehrerer genetischer Faktoren. Außerdem sind die epigentischen (= äußeren) Einflüsse für das Ausmaß einer Anomalie von großer Bedeutung (Abb. 17).

Zu den überwiegend genetisch determinierten Dysgnathien gehören aufgrund der auffälligen familiären Häufung der Deckbiss, der skelettal bedingte offene Biss und die echte mandibuläre Prognathie.

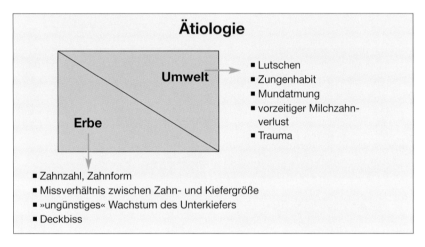

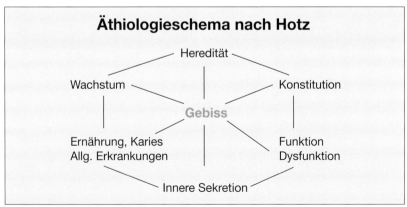

Abb. 17a und b
Endogene und exogene Faktoren für die Entstehung von Zahn- und Kieferfehlstellungen

Häufigkeit der Zahn- und Kieferfehlstellungen

Über die Häufigkeit der Zahn- und Kieferfehlstellungen liegen verschiedene Angaben vor. Die Unterschiede zwischen den einzelnen Untersuchungen können zum großen Teil mit einer wenig einheitlichen Nomenklatur und verschiedenen Untersuchungsgruppen erklärt werden.

Dringend behandlungsbedürftige Anomalien finden sich bei rund 35 % der Bevölkerung. Für etwa 30 % ist eine kieferorthopädische Behandlung wünschenswert. Bei etwa einem Drittel der Bevölkerung ist eine kieferorthopädische Verbesserung der Zahnfehlstellung möglich, aber nicht zwingend notwendig. Ein eugnathes Gebiss liegt bei etwa 5 % der Bevölkerung vor (Tab. 4).

Bei 35 % dringend behandlungsbedürftige Anomalien

Bei 5 % eugnathes Gebiss

Symptom	Bäßler et al. (1998) n = 1020 Alter: 8,5–9,5 Jahre	Hensel et al. (2003) n = 1777 Alter: 20–49 Jahre
Engstand	53,4 % (> 2 mm/Quadrant)	60 % (UK-Front)
Stufe > 6mm	14 %	8,9 %
Tiefbiss	34 %	24 %
Offener Biss	3,5 %	3,6 %
Frontaler Kreuzbiss	5 %	4,6 %
Seitlicher Kreuzbiss	17 %	14,8 %
Bukkale Nonokklusion	0,5 %	2,2 %
Angle-Klasse I Angle-Klasse II Angle-Klasse III	56 % 40 % 33,8 %	60,2 % 4 % 6 %

Tab. 4
Häufigkeit typischer kieferorthopädischer Symptome im Wechsel- und permanenten Gebiss. Ergebnisse von Querschnittsuntersuchungen. Bestimmung der Angle-Klasse im Molarengebiet (*Bäßler* et al. 1998) beziehungsweise im Eckzahngebiet (*Hensel* et al. 2003)

Kieferorthopädisches Behandlungsziel

Individuelles und funktionelles Optimum erreichen

Das kieferorthopädische Behandlungsziel besteht im Erreichen eines individuellen und funktionellen Optimums. Die morphologisch korrekte Einstellung der Zähne im Schlussbiss entspricht den sechs Schlüsseln der Okklusion nach *Andrews*. Außerdem sind die funktionellen Bedingungen zu berücksichtigen. Dazu zählen die Frontzahnführung bei protrusiver Mundöffnung, die Korrektur von Dyskinesien und das Einstellen einer gesicherten Eckzahnführung bei Laterotrusion.

Ästhetische Beziehungen beachten

Zu den kieferorthopädischen Behandlungszielen gehört auch die Beachtung der Gesichtsmorphologie und der ästhetischen Beziehungen zwischen Zahnreihe, Gesichts- und Lippenkonfiguration.

Es muss betont werden, dass nicht immer alle Behandlungsziele erreichbar sind. Entsprechend der Ausgangsbefunde erfolgen eine individuelle Therapieplanung und eine adäquate Aufklärung des Patienten. Zu den negativen Faktoren gehören bereits vorliegende Schäden der Zahnhartsubstanz, vorzeitiger Zahnverlust oder ein ungünstiges vertikales beziehungsweise stark horizontales Wachstum des Unterkiefers.

3
Diagnostik

Intra- und extraorale Befunderhebung

Im Rahmen der modernen kieferorthopädischen Behandlung steht eine Vielzahl von diagnostischen Möglichkeiten zur Verfügung. Um die Abweichungen einer Zahn- oder Kieferfehlstellung korrekt zu erfassen, ist eine Reihe intraoraler und extraoraler Befunderhebungen notwendig. Bei ausgeprägten Anomalien können im Einzelfall auch Computer- oder Magnetresonanztomogramme, szinthigraphische oder sonographische Untersuchungen hinzugezogen werden.

Zu den wichtigsten diagnostischen Mitteln in der Kieferorthopädie gehören: Anamnese, klinische Untersuchung, Fotostat, Modellvermessung, Orthopantomogramm und Fernröntgenseitbild (Abb. 18).

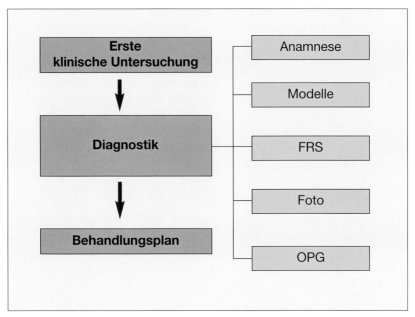

Abb. 18
Von der ersten klinischen Untersuchung zum Behandlungsplan

Bei Erhebung der diagnostischen Daten fällt ein Problem immer wieder auf: Die Abweichung eines morphologischen Kriteriums wird häufig als eine Abweichung von einem starren Normwert beschrieben. Ziel einer modernen kieferorthopädischen Diagnostik ist es allerdings, möglichst einen individuellen Normwert zu finden, da die morphologische Vielfalt sehr breit ist und es selbstverständlich keinen Sinn macht, beispielsweise für alle Patienten eine vordere Zahnbogenbreite von 37,5 mm als therapeutisches Ziel zu erreichen.

Diagnostisches Ziel individuellen Normwert ermitteln

Zur Anamnese gehört die Befragung des Patienten und der Eltern über die möglicherweise vorliegende familiäre Häufung der Anomalie, über systemische Erkrankungen, Verletzungen im Kopfbereich, Allergien und regelmäßige Medikamenteneinnahmen. Ergänzt wird die anamnestische Erhebung mit Fragen zu bereits erfolgten kieferorthopädischen Behandlungen und nach Operationen oder Krankenhausaufenthalten. Zu den wichtigen Informationen zählen auch der Zeitpunkt des Zahndurchbruchs der ersten Milch- und permanenten Zähne sowie über Art und Dauer der Habits.

Anamnese

Von Interesse ist außerdem das soziale Umfeld des Patienten. Fragen nach den beruflichen oder schulischen Ambitionen oder nach Freizeitaktivitäten stellen einen persönlichen Kontakt her und erleichtern oft das Verständnis für die Probleme des Patienten.

Soziales Umfeld

Die klinische Untersuchung umfasst extra- und intraorale Befunde. Der Zahnstatus mit Beurteilung der Karieshäufigkeit und der parodontalen Situation wird erhoben. Der Stand der Zahnentwicklung wird durch den Vergleich des dentalen mit dem chronologischen Alter bestimmt. Funktionelle Befunde, wie Zwangsführungen, Anzeichen für Frühkontakte oder Hinweise auf Atmungs- und Schlucktyp ergänzen die Untersuchung.

Klinische Untersuchung

Ein kurzer Screening-Test von Kiefergelenk, Muskulatur sowie statischer und dynamischer Okklusion sollte bei jeden Patienten routinemäßig erfolgen. So können kraniomandibuläre Dysfunktionen erkannt und ergänzend die Durchführung einer manuellen oder instrumentellen Funktionsanalyse erwogen werden.

Screening-Test von Kiefergelenk, Muskulatur und Okklusion

HNO-Befunde
abklären

Die klinische Untersuchung schließt auch die Abklärung HNO-ärztli-
cher Befunde ein. Die Größe der Tonsillae palatinae wird eingeschätzt,
die Möglichkeiten der Nasenatmung bestimmt und die Sprachlautbildung beurteilt. Unter Umständen ist anschließend die Überweisung
zum Hals-Nasen-Ohren-Arzt oder zum Logopäden notwendig.

Checkliste Anamnese und klinische Untersuchung		
	Frage nach	**Schlussfolgerungen/ Bedeutung**
Familien- anamnese	Dysgnathien/Zahnfehlstel- lungen bei Mutter, Vater, Geschwistern (Frage nach erfolgten Kfo- Behandlungen)	→ Vererbung einer Dysgna- thie → bei Anomalien mit pro- gressivem Charakter Ein- schätzung der weiteren Entwicklung
Eigen- anamnese *Säuglingsalter Kleinkind- und Kindesalter*	▪ Durchbruch der ersten Milchzähne/ permanenten Zähne	→ Früh-/ Normal-/Spätzah- ner: Einfluss auf Behand- lungsbeginn, -dauer und Retentionsdauer
	▪ Habits (Nuckel, Daumen- lutschen, Zungen-, Lip- penbeißen oder -saugen etc.): Dauer und Intensität erfragen	→ Entwicklung dentoalveo- lärer Anomalien (offener Biss, sagittale Front- zahnstufe etc.)
	▪ Unfälle im Kopf-Gesichts- Bereich	→ Intrusion von Zähnen: Schädigung der perma- nenten Nachfolger (Schmelzschäden, Dila- zeration, Verlagerung) → Kieferfrakturen (Okklusionsstörungen, Asymmetrien) → Geburtstraumen: (Gesichtsasymmetrien) → Zahnfrakturen

Checkliste Anamnese und klinische Untersuchung *(Fortsetzung)*		
	Frage nach	**Schlussfolgerungen/ Bedeutung**
gegenwärtige Anamnese	▪ Krankheiten v. a. Kinderkrankheiten, Ernährungsstörungen, Mangelzustände, häufige Hals-Nasen-Ohren-Infekte etc.	ggf. Rücksprache mit HNO, Kinderärzten
	▪ Größe, Gewicht	Wachstum?
	▪ Körperbau, -haltung	
	▪ Entwicklungszustand, geistige Beurteilung	aktiv/passiv (Mitarbeit)
	▪ bei Mädchen: Menarche	Wachstum?
	▪ Schluckmuster	Logopädie?
	▪ Schlaflage	
	▪ Lippenhaltung/Lippen-treppe	myofunktionelle Übungen
	▪ Atmung (Mund oder Nase)	Umstellung des Atmungs-musters
Befund *extraoral intraoral*	▪ Mittellinie, Symmetrie, LKGS	
	▪ Kariesanfälligkeit, Gingivitis	
	▪ Erhaltungsfähigkeit der Zähne	
	▪ Plaqueakkumulation	
	▪ Gaumenform	
	▪ Zungenlage	

Kieferorthopädisches Modell und Modellanalyse

Voraussetzung für die Herstellung eines kieferorthopädischen Modells ist die korrekte Abformung des Ober- und Unterkiefers. Gefordert werden die verzeichnungsfreie Wiedergabe aller Zähne, die Darstellung der apikalen Basis (= Wurzelgrund) und der Ansatz von Lippen-, Wangen- und Zungenbändchen. Der Situationsbiss erfolgt mit einer warmen Wachsplatte beim aufrecht sitzenden Patienten und zwanglosen Mundschluss. Die habituelle Interkusipidation wird damit erfasst. Ober- und Unterkiefermodell können zueinander in Beziehung gesetzt und entsprechend der Gebissebenen getrimmt werden.

Modelle nach
Gebissebenen
trimmen

Nach *Herren* ist der Zahn ein vermessungsfeindliches Objekt. Wenn bereits der Einzelzahn schwer vermessbar ist, ist die Auswertung und Interpretation eines dreidimensional getrimmten kieferorthopädischen Modells erst recht nicht ohne Tücken.

Dreidimensionale Vermessung

Für eine dreidimensionale Vermessung ist die Festlegung von drei Bezugsebenen notwendig, um die sagittalen, transversalen und vertikalen Relationen zu erfassen.

Raphe-Median-
Ebene (RME)

Die Raphe-Median-Ebene (RME) ist eine Sagittalebene, die durch die Kreuzungsstelle der Raphe palatina mediana mit dem zweiten Gaumenfaltenpaar sowie der Mitte zwischen den Foveolae palatinae am Übergang vom harten zum weichen Gaumen definiert ist.

Tuberebene

Die Tuberebene stellt eine Parafrontalebene dar, die senkrecht zur Raphe-Median-Ebene hinter den Tubera maxillae verläuft.

Kauebene

Für die Kauebene wurden unterschiedliche Bezugspunkte angegeben. Klinisch einfach zu handhaben ist es, wenn man diese Horizontalebene zwischen den Inzisalpunkten der mittleren unteren Schneidezähne und den distobukkalen Höckern der endständigen Molaren legt. Zu beachten ist, dass damit nicht die schädelbezügliche Einlagerung erfasst wird.

Messwertbestimmung Einzelkiefer

Mit einem grazilen Messschieber werden die mesio-distalen Zahnbreiten der oberen und unteren Schneidezähne bestimmt. Die Messergebnisse werden für den Ober- und Unterkiefer summiert und als SI_{OK} bzw. si_{UK} (si= summa inzisivi) notiert (Tab. 5, Abb. 19).

Mithilfe eines modifizierten Index nach *Tonn* kann bestimmt werden, ob eine harmonische Beziehung der Zahngrößen vorliegt. Außerdem ist es möglich, bei Fehlen eines Schneidezahnes die anzunehmende SI_{OK} bzw. si_{UK} zu errechnen.

Index nach *Tonn*

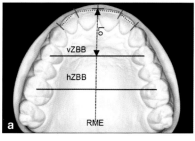 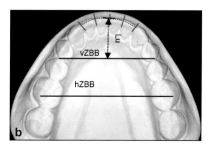

Abb. 19a und b
Bestimmung der SI_{OK} bzw. si_{UK}. RME=Raphe-Median-Ebene, Lo/Lu Zahnbogenlänge. vordere und hintere Zahnbogenbreite (vZBB, hZBB)

Eine Erweiterung stellt die Bolton-Relation dar. Es werden die mesio-distalen Zahnbreiten aller Zähne (mit Ausnahme der zweiten und dritten Molaren) im Ober- und Unterkiefer gemessen und summiert.

Bolton-Relation

Der Vergleich erfolgt mithilfe der Sollwerte für die *Anterior Ratio* und die *Overall Ratio* (Tab. 5).

Die SI_{OK} wird für die Bestimmung der individuellen Normwerte für die vordere bzw. hintere Zahnbogenbreite (Index nach *Pont*) und die Zahnbogenlängen (L_o, L_u nach *Korkhaus*) herangezogen (Tab. 5 und Abb. 19).

Index nach *Pont*

Die Normwerte für die transversalen und sagittalen Parameter können sowohl in alters- und geschlechtsbezogenen Tabellen als auch nach vereinfachten Formeln ermittelt werden. Der Vergleich zwischen Norm-wert und Messwert erlaubt unterschiedliche Interpretationen.

Von Bedeutung ist außerdem der Symmetrievergleich zwischen rech-ter und linker Kieferhälfte mit einem Orthokreuz oder einem Symme-trographen. Einzelzahnabweichungen können so von skelettalen Pro-blemen differenziert werden.

Modellvermessung und Interpretation	
Tonn`scher Index: $SI_{OK} = 4/3 \cdot si_{UK} + 0,5$ $si_{UK}/SI_{OK} > 74\ \%$ $si_{UK}/SI_{OK} < 74\ \%$	Überschuss im UK Überschuss im OK
Bolton-Analyse: Bestimmung der mesio-distalen Kronendiameter OK_6 bzw. UK_6 Summe von Eckzahn zu Eckzahn OK_{12} bzw. UK_{12} Summe von 1. Molar zu 1. Molar Anterior Ratio $= UK_6/OK_6$ $\cdot$ $100 = 77,2\ \%$ Overall Ratio $= UK_{12}/OK_{12} \cdot$ $100 = 91,3\ \%$	Ratio vergrößert = UK-Zähne zu groß

Zahnbogenbreite (nach *Pont*, *Lindner*, *Harth*):
 	
vordere Zahnbogenbreite (vZZB) = $SI_{OK} \cdot 100/85$
OK: tiefster Punkt der Querfissur der ersten PM
       (distale Grube der Querfissur des ersten MM)
 	
UK: vestibulärer Kontaktpunkt zwischen dem
       ersten und zweiten Prämolaren
       (distobukkaler Höcker des ersten MM)
 	
oder   vZBB= $SI_{OK} + 8$ (nach *Schmuth*)
 	
hintere Zahnbogenbreite (hZZB) = $SI_{OK} \cdot 100/65$
OK: tiefste Stelle der Hauptfissur bzw. vordere
       Kreuzung H- Fissur der Sechsjahrmolaren (der
       zweiten Milchmolaren)
 	
UK: medio- bzw. distobukkale Höckerspitze des
       ersten Molaren
       (distobukkaler Höcker des zweiten MM)
 	
oder   hZBB= $SI_{OK} + 16$ (nach *Schmuth*)
	vergrößert =
	Breitkiefer
	
	verkleinert =
	Schmalkiefer

Zahnbogenlänge (nach Korkhaus): Lot von dem anteriorsten Punkt des am weitesten anterior stehenden Schneidezahnes auf vZBB OK: $L_o = SI_{OK} \cdot 100/160$ UK: $L_u = Lo - 2$ mm oder $L_o = SI_{OK} : 2$ (nach *Schmuth*)	verlängert = Protrusion, Makro- gnathie verkürzt = Retrusion, Mesialwanderung

Tab. 5
Modellvermessung und Interpretation

Platzanalyse

Einen wichtigen Anhalt für die therapeutischen Aufgaben bietet die Platzanalyse. Grundsätzlich wird der Platzbedarf anhand der Bestimmung der mesio-distalen Kronendiameter aller Zähne vorgenommen. Um den zur Verfügung stehenden Raum zu bestimmen, hat sich eine Segmentanalyse bewährt. Im Seitenzahngebiet wird das Platzangebot durch die Vermessung der kieferorthopädischen Stützzone ermittelt (Abb. 20).

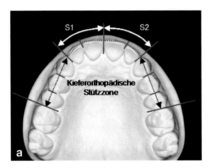 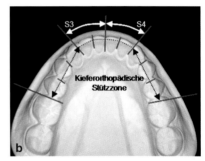

Abb. 20a und b
Bestimmung von Platzangebot (S1–4 = Segmente; Stützzone) und Platzbedarf

Die kieferorthopädische Stützzone ist definiert als die Distanz zwischen dem mesialen Kontaktpunkt des ersten Molaren und dem distalen Kontaktpunkt des zweiten Schneidezahnes. Während der Wechselgebissphase kann der Platzbedarf für die bleibenden Zähne durch die Tabellen von *Moyers* oder *Berendonk* beziehungsweise über eine vereinfachte Formel nach *Tanaka* ermittelt werden. Im Schneidezahngebiet werden zur Bestimmung des Platzangebotes zwei Zähne zusammengefasst (Tab. 6).

Platzbedarf und Platzangebot werden einander gegenübergestellt und für jeden Kiefer in einer Art Gesamtrechnung zwischen Haben und Soll wiedergeben. Faktoren, die zusätzlich die Platzbilanz beeinflussen, können nach Auswertung des Fernröntgenseitbildes berücksichtigt werden (z. B. Protrusion oder Retrusion der Schneidezähne).

nach Moyers si_{UK}	20,0	21,0	22,0	23,0	24,0	25,0	26,0
OK: Stützzone	20,9	21,5	22,0	22,6	23,1	23,7	24,2
UK: Stützzone	20,4	21,0	21,6	22,2	22,8	23,4	24,0

Kieferorthopädische Stützzone

zwischen dem seitlichen Schneidezahn (distal) und dem ersten Molaren (mesial)

Formel nach Tanaka
Platzbedarf (OK) = si_{UK}: 2 + 11
Platzbedarf (UK) = si_{UK}: 2 + 10,5

Tab. 6
Platzanalyse. Bestimmung nach *Moyers* (75 % Wahrscheinlichkeitsniveau) und *Tanaka*

Interpretation der Messwerte

Die Auswertung der Messergebnisse und der Vergleich mit Normwerten sind die Grundlagen für die therapeutischen Überlegungen. Sagittale Abweichungen: Die Ursachen für eine verlängerte oder verkürzte Zahnbogenlänge sind vielfältig und nicht immer eindeutig voneinander zu trennen. Sowohl die alveolär bedingten Stellungsänderungen der Seitenzähne als auch die Zahnachsenstellung der Schneidezähne nehmen Einfluss auf L_O und L_u. Liegt beispielsweise eine Protrusion der Schneidezähne vor, so ist die Zahnbogenlänge im Vergleich zum Normwert vergrößert.

Grundlage der therapeutischen Überlegungen

Als Symptome für den Mesialstand der Seitenzähne mit einer verkleinerten Zahnbogenlänge gelten:

- Engstand (insbesondere vorzeitiger Milchzahnverlust)

- dentale Mittellinienverschiebung

- mesiale Kippung der Prämolaren

- Drehstand der Molaren

- Eckzähne mesial des ersten Gaumenfaltenpaares

!

Transversale Abweichungen können als Schmal- oder Breitkiefer vorliegen. Von Bedeutung ist es, dass weniger der Vergleich mit dem
bestimmten Sollwert, sondern viel eher der Vergleich mit den Größen-
verhältnissen des Gegenkiefers vorgenommen werden sollte. *Little* hat
mit seinen Untersuchungen nachgewiesen, dass die Einhaltung der in-
Einhaltung der
intercaninen
Distanz
tercaninen Distanz vor allem im Unterkiefer ein entscheidender Faktor
für die langfristige Stabilität des kieferorthopädischen Behandlungsergebnisses darstellt. Während der Behandlung sollte die Eckzahn-
distanz vor allem im Unterkiefer nur geringfügig verändert werden.

Die vertikalen Zahnfehlstellungen beziehen sich auf die Kauebene.
Eine Infraposition (Tiefstand) liegt vor, wenn der Zahn beziehungsweise die Zahngruppe die Kauebene nicht erreicht. Als Supraposition wird
eine Verlängerung des Zahnes über die Kauebene hinaus bezeichnet.

Analyse der Okklussionsbeziehungen

Die sagittalen Okklussionsverhältnisse werden anhand der Angle-
Klassifikation beschrieben (Tab. 3 und 4). Getrennt nach Molaren- und
Eckzahnrelation ist die Abweichung von der Normokklusion der rech-
ten und linken Seite in Prämolarenbreiten (1 Pb ~ 7 mm) anzugeben.

Overjet

Der Normwert für die sagittale Schneidekantenstufe (Overjet) beträgt 2
bis 4 mm. Liegt ein umgekehrter Überbiss vor (frontaler Kreuzbiss), so
nimmt der Overjet negative Werte an.

Für die transversalen Okklusionsbeziehungen sind verschiedene Ein-
stellungen möglich – von der palatinalen Nonokklusion über den
Kreuz- und Kopfbiss bis hin zur lingualen Nonokklusion.

Bestimmung der
Mittellinie

Ein besonderes Problem stellt die Bestimmung der Mittellinie dar.
Während im Oberkiefer eine relativ sichere Festlegung durch den
Bezug auf die Raphe-Median-Ebene erfolgt, so ist die Unterscheidung
zwischen einer dentoalveolär oder skelettal bedingten mandibulären
Mittellinienverschiebung am Modell nicht eindeutig möglich. Liegen
keine Anzeichen für eine dentale Mittellinienverschiebung vor (vorzeitiger Milchzahnverlust, Zahnkippungen, Lagebeziehung zu Lippen-
oder Zungenbändchen), so ist von einer Seitabweichung des Unterkiefers auszugehen. Klinisch muss geprüft werden, ob diese Laterogna-

thie durch einen Zwangsbiss bedingt ist. Zur Sicherung des Befundes kann eine so genannte Spina-Aufnahme erfolgen.

Die vertikalen Okklusionsbeziehungen werden durch die Messung des Überbisses (Overbite) bestimmt. Der Normwert liegt zwischen 2 bis 4 mm. Liegt ein frontal offener Biss vor, so nimmt der Overbite negative Werte an.

Overbite

Fotostat

Anguläre und
metrische Vermes-
sungen

Die Anwendung extraoraler Aufnahmen im Rahmen der Kieferorthopädie geht auf *Simon* zurück. Unter Zuhilfenahme standardisierter Auf-
nahmebedingungen können anguläre und metrische Vermessungen
vorgenommen werden. Da nicht immer die Aufnahme mit Einstellhilfen
erfolgt, ist die Anwendung relativer Messgrößen von praktischer
Bedeutung.

Koll'mannsche
Proportionen

Diese Beurteilung der Enface-Aufnahme wird als die Koll'mannschen
Proportionen bezeichnet und mit anatomischen Messpunkten
beschrieben. Die Abstände zwischen Trichion – Hautnasion, Hautnasion – Subnasale und Subnasale – Gnathion sollten für einen harmonischen Profilverlauf etwa gleich groß sein. Bei Kindern ist zu beachten,
dass wachstumsbedingt vor allem die Strecke Trichion – Hautnasion
vergrößert erscheint (Tab. 7, Abb. 21).

Enface-Aufnahme

Die Enface-Aufnahme erlaubt weiterhin, die dentale und faziale Relationen in Beziehung zueinander zu setzen. Dabei können die Mittellini-
en der oberen und unteren Zahnreihen mit der Gesichtsmitte verglichen werden. Außerdem ist der Verlauf der Stomion- und der Lachlinie
in Bezug auf die Bipupillarlinie bestimmbar.

Frankfurter
Horizontale

Als Bezugsebene für die Profilanalyse dient die Frankfurter Horizontale (Verbindung zwischen Porion' und Orbitale'). Senkrecht auf diese
Linie werden die Perpendiculare nasale (Pn) und orbitale (Po) einge-
zeichnet, die das Kiefer-Profil-Feld eingrenzen (Tab. 7, Abb. 21).

Die Beurteilung des Weichteilprofils erfolgt nach den Lagebeziehun-
gen zwischen dem Punkt Subnasale und der Nasionsenkrechten
beziehungsweise dem Weichteilpogonion und dem Kiefer-Profil-Feld
(Tab. 7, Abb. 21).

Ein Norm- oder Biometgesicht liegt vor, wenn der Punkt Subnasale auf
der Nasionsenkrechten liegt. Befindet sich das Subnasale vor Pn, so
besteht ein Vorgesicht. Als ein Rückgesicht wird die Lage des Subnasale hinter Pn bezeichnet.

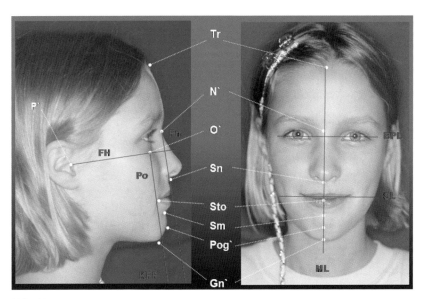

Abb. 21
Messpunkte der Profil- und Enface-Aufnahme

Nach *Brückl* werden anhand der Lage des Weichteilpogonions in Bezug auf das Kiefer-Profil-Feld (KPF) eine individuelle Beurteilung der Gesichtsharmonie vorgenommen und neun Möglichkeiten des Profilverlaufes beschrieben. Ein gerades Biometgesicht liegt vor, wenn sich das Weichteilpogonion in der Mitte des Kiefer-Profil-Felds befindet. Liegt Pog' vor dieser Mitte, so wird das Biometgesicht als nach vorn schief bezeichnet. Unter einem nach hinten schiefen Biometgesicht wird die Pog'-Position hinter der Mitte des Kiefer-Profil-Feldes verstanden.

(Seitenrand: Individuelle Beurteilung)

Bei einem Vorgesicht sollte für einen geraden (= harmonischen) Profilverlauf Pog' vor der Kiefer-Profil-Feldmitte liegen. Entsprechend gilt das Vorgesicht als nach vorn schief bzw. nach hinten schief, wenn sich das Weichteilpogonion vor dem Kiefer-Profil-Feld befindet bzw. hinter der KPF-Mitte. Entsprechende Relationen gelten für das Rückgesicht.

Eine wichtige Bezugslinie wurde von *Ricketts* eingeführt. Die »esthetic line« verläuft von der Nasen- zur Kinnspitze. Für eine ästhetisch ansprechende Lippenrelation sollte die Oberlippe etwa 2 mm hinter dieser Linie liegen. Die Unterlippe sollte diese Linie gerade berühren.

(Seitenrand: »Esthetic line«)

	Bezeichnung	Definition
Tr	Trichion	Haaransatz
N'	Weichteilnasion	tiefste Einziehung zwischen Nase und Stirn
Sn	Subnasale	Übergang Septum nasii und Oberlippe
O'	Orbitale	Lidspaltbreite unter Pupille des Auges
P'	Porion	oberster Punkt des Gehörgangs
Ls	Labiale superius	vorderste Kante der Oberlippe
Sto	Stomion	Mitte der Mundspalte
Li	Labiale inferior	vorderste Kante der Unterlippe
Sm	Submentale	tiefste Einziehung des Weichteilkinns
Pog'	Weichteilpogonion	vorderster Punkt des Weichteilkinns
Gn'	Weichteilgnathion	tiefster Punkt des Weichteilkinns
KPF	Kiefer-Profil-Feld	Feld zwischen den Linien Po und Pn
FH	Frankfurter Horizontale	Linie zwischen Porion und Orbitale
Po	Perpendiculare orbitale	Senkrechte auf FH vom Punkt Orbitale
Pn	Perpendiculare nasale	Senkrechte auf FH vom Punkt Nasale
SL	Stomionlinie	Verbindung beider Mundwinkel
BPL	Bipupillarlinie	Verbindungslinie zwischen den beiden Pupillen

Tab. 7
Beschreibung der Messpunkte und -linien

Orthopantomogramm (OPG)

Das OPG dient als Übersichtsaufnahme und ist für die Durchführung einer kieferorthopädischen Behandlung unerlässlich. Es erlaubt die Beurteilung des Dentitionsalters, des Standes der Wurzelresorptionen sowie der Lage und Anzahl aller bleibenden Zähne.

Übersichtsaufnahme unerlässlich

Durchbruchsrichtung, Retentionen und Verlagerungen der Zahnkeime lassen sich feststellen. Von großer Bedeutung ist der Symmetrievergleich innerhalb der Zahngruppen und der Quadranten während des Zahnwechsels. Vor allem während der zweiten Wechselgebissphase ist auf den Stand der Eckzahnentwicklung im Oberkiefer zu achten (Abb. 22 und 23).

Formanomalien (Wurzeldilazerationen, Dysplasien) sowie die Mineralisationsstadien sind erst mithilfe des OPG diagnostizierbar (Abb. 24 und 25). Auch kariöse und parodontale Schädigungen können erkannt werden. Im Einzelfall muss die radiologische Untersuchung aber durch Zahnfilmaufnahmen ergänzt werden.

Formanomalien

Veränderungen im apikalen Bereich (Ostitis, Wurzelresorptionen, Wurzelfüllungen) sind beurteilbar. Die Beziehungen zwischen Dentition und Kieferhöhle werden erfasst. Eine ausgedehnte Kieferhöhle kann die körperliche Zahnbewegung oberer Molaren sehr einschränken.

Apikaler Bereich

Die Beurteilung der Kiefergelenksregion kann Anhalt für pathologische Prozesse geben.

Zu den ergänzenden radiologischen Untersuchungen gehören die Anfertigung von Zahnfilmen (Parodontalbefunde, Trauma), Bissflügelaufnahmen (Karies im Approximalraum) und die Aufbissaufnahmen (Lagebestimmung verlagerter Zähne, Bestimmung der kiefereigenen Mitte). Eine Handröntgenaufnahme kann zur Bestimmung des skelettalen Alters erforderlich sein.

Ergänzende radiologische Untersuchungen

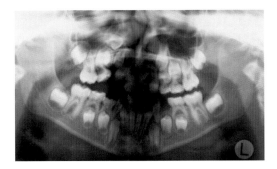

Abb. 22
OPG einer 8-jährigen
Patientin: Enge Keimlage
OK/UK, alle Zähne angelegt.
Weisheitszahnanlagen nicht
nachweisbar. Kraniale Verla-
gerung 14. Seitenungleiche
Entwicklung 13, 23. Vorzeiti-
ger Verlust 74. Wurzeleng-
stand UK-Schneidezähne
(Fächerstellung)

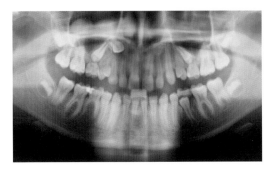

Abb. 23
OPG eines 13-jährigen
Patienten: Aplasie 45,
Weisheitszähne angelegt.
Retention und Verlagerung
15, 13 und 25. Verzögerter
Durchbruch 35. Persistenz
der zweiten Milchmolaren,
Zahn 53

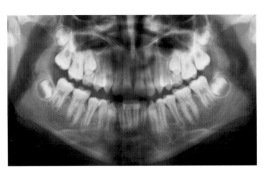

Abb. 24
OPG einer 15-jährigen
Patientin: Verzögerter
Durchbruch 15 und 25
bei Persistenz der Milch-
molaren. Ungünstige Konfiguration der kondylären
Strukturen. Taurodontismus
der oberen Molaren

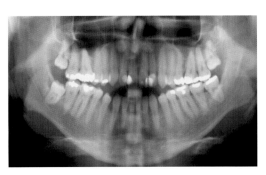

Abb. 25
OPG eines 21-jährigen
Patienten mit mandibulärer
Prognathie (Angle-Klasse
III). Alle Zähne angelegt.
Weitstand im UK. Pfahl-
wurzeln der OK-Molaren,
der Zähne 37 und 47

Fernröntgenseitbild (FRS)

Das Fernröntgenseitbild erlaubt die Beurteilung des Gesichtsschädelaufbaus, der Relation der Kieferbasen zur vorderen Schädelbasis und der Wachstumstendenz. Von großem Vorteil ist die gleichzeitige Beurteilbarkeit dentaler Strukturen und der Weichteilmorphologie (Abb. 26).

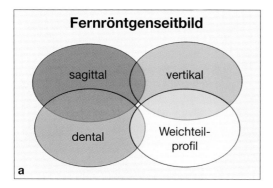

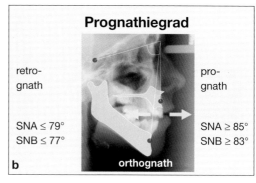

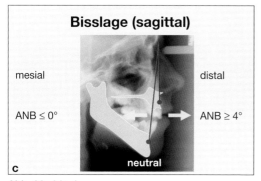

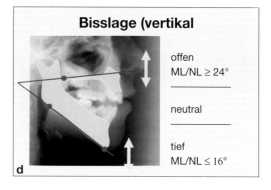

Abb. 26a bis d
Die Auswertung des FRS erlaubt die Beurteilung der sagittalen und vertikalen Relationen des Gesichtsschädelaufbaus.

Kephalometrische Messpunkte

Es wurden zahlreiche Methoden zur Auswertung und Analyse der Fernröntgenseitbilder vorgeschlagen. Bis heute sind etwa 300 verschiedene Vermessungen bekannt. Besonders problematisch sind die zum Teil sehr unterschiedlichen Definitionen für bestimmte Referenz-

Rund 300 verschiedene Vermessungen bekannt

punkte. Im Folgenden wird zur Wahrung der Übersichtlichkeit die Auswertung und Interpretation nach *Hasund* und *Segner* vorgestellt (Tab. 8).

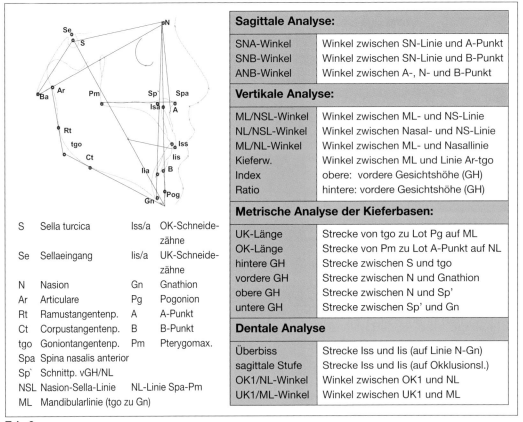

Sagittale Analyse:	
SNA-Winkel	Winkel zwischen SN-Linie und A-Punkt
SNB-Winkel	Winkel zwischen SN-Linie und B-Punkt
ANB-Winkel	Winkel zwischen A-, N- und B-Punkt

Vertikale Analyse:	
ML/NSL-Winkel	Winkel zwischen ML- und NS-Linie
NL/NSL-Winkel	Winkel zwischen Nasal- und NS-Linie
ML/NL-Winkel	Winkel zwischen ML- und Nasallinie
Kieferw.	Winkel zwischen ML und Linie Ar-tgo
Index	obere: vordere Gesichtshöhe (GH)
Ratio	hintere: vordere Gesichtshöhe (GH)

Metrische Analyse der Kieferbasen:	
UK-Länge	Strecke von tgo zu Lot Pg auf ML
OK-Länge	Strecke von Pm zu Lot A-Punkt auf NL
hintere GH	Strecke zwischen S und tgo
vordere GH	Strecke zwischen N und Gnathion
obere GH	Strecke zwischen N und Sp'
untere GH	Strecke zwischen Sp' und Gn

Dentale Analyse	
Überbiss	Strecke Iss und Iis (auf Linie N-Gn)
sagittale Stufe	Strecke Iss und Iis (auf Okklusionsl.)
OK1/NL-Winkel	Winkel zwischen OK1 und NL
UK1/ML-Winkel	Winkel zwischen UK1 und ML

S	Sella turcica	Iss/a	OK-Schneidezähne
Se	Sellaeingang	Iis/a	UK-Schneidezähne
N	Nasion	Gn	Gnathion
Ar	Articulare	Pg	Pogonion
Rt	Ramustangentenp.	A	A-Punkt
Ct	Corpustangentenp.	B	B-Punkt
tgo	Goniontangentenp.	Pm	Pterygomax.
Spa	Spina nasalis anterior		
Sp'	Schnittp. vGH/NL		
NSL	Nasion-Sella-Linie		NL-Linie Spa-Pm
ML	Mandibularlinie (tgo zu Gn)		

Tab. 8
Übersicht über die Referenzpunkte und -linien. Kephalometrische Messwerte nach *Segner* und *Hasund* (GH = Gesichtshöhe)

	Bezeichnung	Definition
S	Sella	Zentrum der knöchernen Krypte der Sella turcica
Se	Sellamitte	Mitte des Sellaeingangs
N	Nasion	vorderster Punkt der Sutura naso-frontalis
Ba	Basion	hinterster und tiefster Punkt des Clivius
Ar	Artikulare	Schnittpunkt des Unterrands der Schädelbasis mit der dorsalen Kontur des Collum mandibulae
Rt	Ramustangentenpunkt	Tangentenpunkt des Unterkieferasts
Ct	Corpustangentenpunkt	posteriorer Tangentenpunkt des Unterkieferkörpers
tgo	Goniontangentenpunkt	konstruierter Schnittpunkt der Mandibularmit der Ramuslinie
Sp	Spina nasalis anterior	vorderster Punkt der knöchernen Spina nasalis
Sp'	Spina Strich	konstruierter Schnittpunkt der Linie NGn und Nasallinie
Pm	Pterigomaxillare	Schnittpunkt der dorsalen Kontur des Corpus maxillae mit der Kontur des harten bzw. weichen Gaumens
A	A-Punkt	tiefster Punkt der anterioren Kontur des oberen Alveolarfortsatzes
B	B-Punkt	tiefster Punkt der anterioren Kontur des unteren Alveolarfortsatzes
Pg	Pogonion	vorderster Punkt des knöchernen Kinns
Gn	Gnathion	tiefster Punkt der Unterkiefersymphyse
Iss	inzisaler Punkt im Oberkiefer	Schneidekante des vordersten oberen mittleren Schneidezahns
Isa	Apex des oberen Schneidezahns	Wurzelspitze des vordersten mittleren Schneidezahns des Oberkiefers
Iis	inzisaler Punkt im Unterkiefer	Schneidekante des vordersten unteren mittleren Schneidezahns
Iia	Apex des unteren Schneidezahns	Wurzelspitze des vordersten mittleren Schneidezahns des Unterkiefers

Tab. 9
Beschreibung der Referenzpunkte und -linien

Neben der dreidimensionalen Vermessung kieferorthopädischer Modelle und der Panoramaschichtaufnahme fand das Fernröntgenseitbild seit seiner Einführung in den 1930er Jahren weite Verbreitung.
Zahlreiche kephalometrische Analysen versuchten bisher, die Komple-
xität des Gesichtsschädelaufbaus durch den Vergleich mit Normwerten zu beschreiben (Tab. 10). Verschiedene Autoren kritisierten diese
Methoden oder lehnten absolute Messwerte ohne Berücksichtigung

Individuelle skelet-
tale Morphologie
individueller Verhältnisse ab. Erste Versuche, die individuelle skelettale
Morphologie zu beachten, wurden von *Steiner, Tweed* und *Hasund* vorgeschlagen. *Hasund* und *Böe* entwickelten auf der Basis der Steiner-
Analyse fließende Normen für die Position der unteren Schneidezähne.
Järvinen nutzte eine Regressionsanalyse mit den Winkeln SNA und
ML/NSL als unabhängigen Variablen, um eine individuelle Norm für
den ANB-Winkel zu bestimmen. *Segner* und *Hasund* stellten eine
Methode vor, den individuellen Gesichtsschädelaufbau zu beschrei-
ben und zu analysieren.

		Klinischer Richtwert	Messwert verkleinert	Messwert vergrößert
sagittal	SNA-Winkel	82,0°	retrognathe Einlagerung	prognathe Einlagerung
	SNB-Winkel	80,0°	retrognathe Einlagerung	prognathe Einlagerung
	ANB-Winkel	2,0°	skelettale Klasse III	skelettale Klasse II
vertikal	ML/NSL-Winkel	28,0°	anteriore Rotation	posteriore Rotation
	NL/NSL-Winkel	8,0°	anteriore Rotation	posteriore Rotation
	ML/NL-Winkel	20,0°	skelettaler Tiefbiss	skelettaler offener Biss
	Kieferwinkel	126,0°	tiefe Tendenz	offene Tendenz
	Index	80,0%	offene Relation	tiefe Relation
	Ratio	63,0%	offene Relation	tiefe Relation
dental	Überbiss	2 mm	negativ = offen	Tiefbiss
	sagittale Stufe	2 mm	negativ = umgekehrt	ausgeprägte Stufe
	OK1/NL-Winkel	70°	Protrusion	Retrusion
	UK1/ML-Winkel	90°	Retrusion	Protrusion

Tab. 10
Klinische Richtwerte nach *Segner* und *Hasund* und die Interpretation der möglichen
Abweichung

Basierend auf 275 Fernröntgenseitbildern junger weiblicher und männlicher Erwachsener mit idealer Okklusion fanden sie statistische Korrelationen zwischen verschiedenen Messwerten. Diese Zusammenhänge wurden in grafischer Form mithilfe der so genannten Harmoniebox dargestellt und zusammengefasst (Abb. 27). Die Bedeutung dieser individuellen Kephalometrie, vor allem bei der kieferorthopädisch-kieferchirurgischen Kombinationsbehandlung, konnte durch einige andere Autoren bestätigt werden.

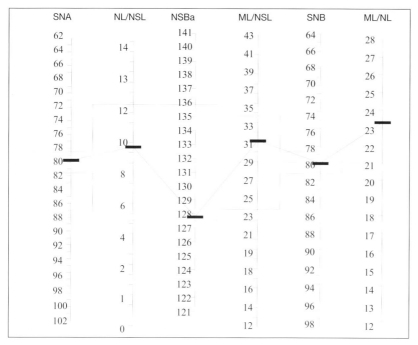

Abb. 27
Harmonieschema nach *Segner* und *Hasund*. Beispiel für einen orthognath-harmonischen Gesichtsschädelaufbau

Die Beurteilung erfolgt dabei anhand der kephalometrischen Variablen SNA-Winkel, SNB-Winkel, NL/NSL-Winkel, ML/NSL-Winkel und NSBa-Winkel, die in die Harmoniebox eingetragen und durch das Harmonieschema überlagert werden.

Beurteilung anhand der kephalometrischen Variablen

Dieses wird zunächst so positioniert, dass die Summe aller Teilstriche oberhalb der Zentrallinie gleich derer unterhalb ist. Nun lässt sich

Harmonieschema

anhand des SNA-Wertes auf der Zentrallinie der Gesichtstyp bestimmen. Für den Bereich von 79° bis 85° wird ein orthognather Gesichtstyp angenommen, kleinere Werte sprechen für einen retrognathen, größere für einen prognathen Gesichtsschädelaufbau. Grenzt das Harmonieschema alle Messwerte ein, handelt es sich um einen harmonischen, anderenfalls um einen disharmonischen Gesichtstyp.

Sagittale Kieferbasenrelation

Die sagittale Kieferbasenrelation ergibt sich als neutral, wenn sich nach Positionierung der Harmonielinie auf dem gemessenen SNA-Winkel der ermittelte SNB-Winkel innerhalb der Harmonieboxbegrenzung befindet. Für oberhalb gelegene Werte wird eine distale und für unterhalb gelegene Werte eine mesiale Kieferbasenrelation angenommen.

Vertikale Verhältnisse

Die Bewertung der vertikalen Verhältnisse erfolgt nach Positionierung der Zentrallinie auf den gemessenen NL/NSL-Winkel. Liegt der ML/NSL-Winkel dann innerhalb der Harmoniebox, liegt eine neutrale vertikale Kieferbasenrelation vor. Eine offene beziehungsweise tiefe Relation wird bei einem oberhalb beziehungsweise unterhalb der Harmonieboxbegrenzung gelegenen Wert für den NL/NSL-Winkel bestimmt.

Diagnose und Therapieplanung

Die Auswertung aller Befundunterlagen erlaubt die Beschreibung der Anomalie anhand morphologischer Kriterien. Neben einer einheitlichen Nomenklatur ist die Auflistung der Behandlungsprobleme nach einem standardisierten Ablauf zu empfehlen. Der Begriff Diagnose leitet sich von dem altgriechischen Diagnosis ab und umfasst dabei nicht nur das Feststellen und Erkennen einer Krankheit, sondern auch eine unterscheidende Beurteilung.

Unterscheidende Beurteilung

Diagnose als unterscheidende Beurteilung und therapeutische Problemliste:

- Einzelkiefer (OK/UK):
  - Platzverhältnisse
  - sagittal
  - transversal
  - vertikal

- Bisslage (FRS):
  - sagittal
  - vertikal

- Okklusion:
  - frontal
  - seitlich

Anhand dieser Befundliste können die therapeutischen Aufgaben in basale (= skelettale) und dentale Probleme aufgeteilt werden. Ansatzpunkt für eine erfolgreiche Behandlung ist die Korrektur der skelettalen Abweichungen, gefolgt von den dentalen Behandlungsaufgaben. Eine verantwortungsvolle Abwägung der therapeutischen Möglichkeiten und des Zeitpunktes der Therapieschritte verlangt die Einbeziehung sehr vieler Faktoren und die offene Diskussion mit dem Patienten.

Therapie: Behandlung basaler und dentaler Probleme

Behandlungsbeispiel

Klinische Untersuchung

Die Patientin stellte sich im Alter von neun Jahren und fünf Monaten erstmals vor. Die klinische Untersuchung ergab folgende Befunde (Abb. 28 bis 31):

- saniertes Wechselgebiss

- Kreuzbiss rechts

- Angle-Klasse II, Zwangsbiss mit mandibulärer Mittellinienabweichung

- Eindruck der allgemeinen Gebisspflege: gut

- keine Hinweise auf familiäre Häufung der Anomalie

- Altersentsprechender Entwicklungszustand

- Heimkind

- inkompetenter Lippenschluss

- positive Lutschanamnese (bis zum fünften Lebensjahr)

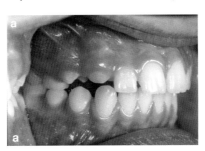 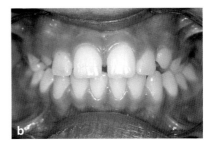

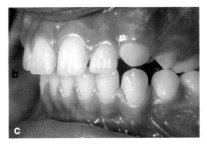

Abb. 28a bis c
Intraorale Ansicht zum Beginn der Behandlung

Radiologische Untersuchung

Zweite Wechselgebissphase. Altersgerechter Stand der Zahnentwicklung. Anlagen der Weisheitszähne erkennbar. Verdacht auf ungünstige
Durchbruchsrichtung der Zähne 15 und 25 (Abb. 29).

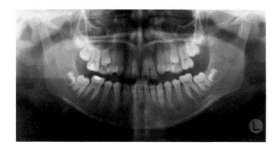

Abb. 29
OPG zu Beginn der
Behandlung

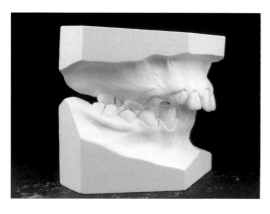

Abb. 30a und b
Kieferorthopädisch
getrimmtes Modell vor
Behandlungsbeginn

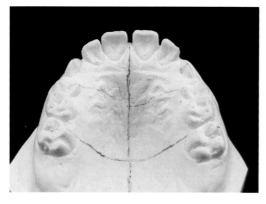

Abb. 30b

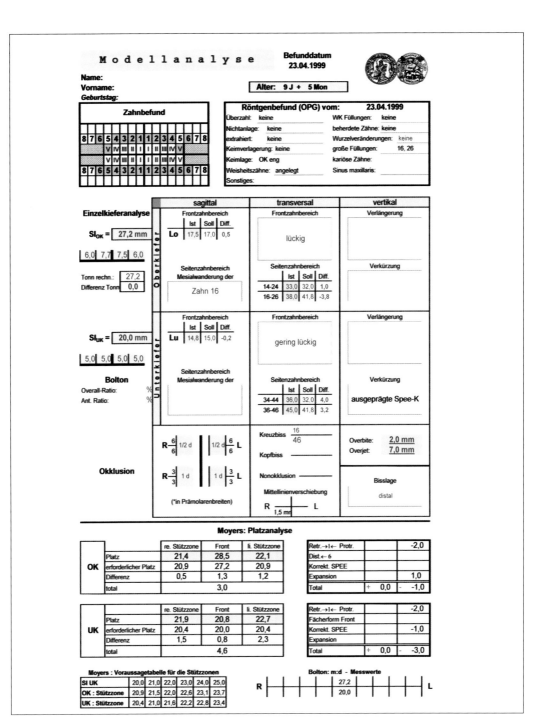

Abb. 31
Modellvermessung mit erweiterter Platzanalyse (FRS berücksichtigt)

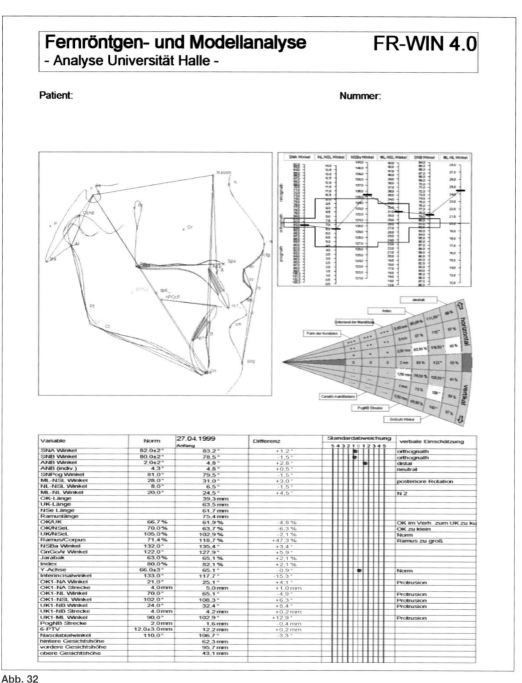

Abb. 32
Erweiterte FRS-Analyse mit Bestimmung des Wachstumstyps nach *Schopf*. Orthognath-disharmonischer Gesichtsschädelaufbau und individuell bestimmter Distalbisslage (Harmoniebox). Protrusion der Schneidezähne

Diagnose

Oberkiefer
Diastema mediale. Platzüberschuss im Schneidezahnbereich; nach *Moyers* ausreichende Platzverhältnisse in den Stützzonen beidseits. Protrusion der Schneidezähne, Zahnbogenlänge vergrößert, hintere Zahnbogenbreite verschmälert

Unterkiefer
Ausreichender Platz im Schneidezahngebiet; nach *Moyers* ausreichende Platzverhältnisse in den Stützzonen beidseits. Protrusion der Schneidezähne. Zahnbogenbreiten im Verhältnis zur Norm vergrößert. Spee-Kurve ausgeprägt

Bisslage
Sagittal distale und vertikal neutrale Kieferbasenrelation. Tendenz zum horizontalen Wachstumstyp nach *Jarabak*. Orthognath-disharmonischer Gesichtsschädelaufbau (Abb. 32)

Okklusion
Vergrößerte sagittale Schneidekantenstufe. Distalokklusion zirka ½ Pb Molarengebiet beidseits. Kreuzbiss rechts. Mandibuläre Mittellinienverschiebung

Therapieplan
Nach Auswertung der Befundunterlagen wurde als erste Behandlungsaufgabe die Überstellung des Kreuzbisses mithilfe einer aktiven Platte und seitlichen Aufbissen festgelegt. Nach erfolgter Überstellung des Kreuzbisses sollte die Umstellung der Bisslage und die Korrektur der Okklusion vorgenommen werden.

Die Entscheidung über die Einleitung einer Extraktionstherapie (cave: Protrusion) und die Behandlung mit festsitzenden Geräten wurden einer späteren Neubewertung vorbehalten.

4

Grundlagen der kieferorthopädischen Therapie

Behandlung

Behandlungsvoraussetzungen

Die Indikation für eine kieferorthopädische Behandlung liegt vor, wenn Abbeißen, Kauen, Atmen, Sprechen, Lippen- oder Zungenfunktion gestört sind. Kieferorthopädische Maßnahmen sind indiziert, wenn Zahn- oder Kieferfehlstellungen bestehen, die den Zahnerhalt gefährden und Karies beziehungsweise Parodontopathien Vorschub leisten können. Außerdem besteht ein Behandlungsbedarf, wenn kraniomandibuläre Dysfunktionen vorliegen beziehungsweise eintreten könnten.

Kurze und effektive Behandlung

Eine kieferorthopädische Behandlung sollte so kurz und effektiv wie möglich erfolgen. Voraussetzung für den Behandlungserfolg sind eine umfassende Diagnostik und der richtige Zeitpunkt für den Behandlungsbeginn. Dabei sind sich zum Teil widersprechende Faktoren zu berücksichtigen und gegeneinander abzuwägen. Grundsätzlich besteht die ärztliche Pflicht, bei Erkennen einer Zahnfehlstellung auch therapeutische Maßnahmen einzuleiten. Allerdings muss darauf hingewiesen werden, dass das immer enger werdende Korsett der gesetzlichen Krankenkassen (GKV) in Deutschland nicht immer einen sofortigen Behandlungsbeginn erlaubt. Nach §§ 28 und 29 SGB V und den Richtlinien des Bundesausschusses der Zahnärzte und Krankenkassen ist nur in besonderen Ausnahmefällen die Behandlung vor der zweiten Wechselgebissphase (10. bis 12. Lebensjahr) beziehungsweise nach dem 18. Lebensjahr zulasten der gesetzlichen Krankenversicherung möglich.

§§ 28 und 29 SGB V

Im Folgenden werden kurz die grundsätzlichen Behandlungsprinzipien entsprechend den Abrechnungsbestimmungen der GKV beschrieben. Dabei ist nicht nur die Art der Zahn- und Kieferfehlstellung von Bedeutung, sondern vor allem der Ausprägungsgrad.

Kieferorthopädische Indikationsgruppen

Um die Zahl der kieferorthopädischen Behandlungen zu reduzieren und sie auf das Maß des unbedingt Notwendigen zu begrenzen, wurden im Jahr 2002 die kieferorthopädischen Indikationsgruppen (KIG) eingeführt. Grundsätzlich besteht eine Leistungspflicht der gesetzlichen Krankenkassen erst bei der Einstufung in die Gruppen 3 bis 5. Es muss allerdings betont werden, dass die Indikation für eine kieferorthopädische Behandlung auch in den Gruppen 1 und 2 besteht und eine erhebliche Bedeutung für die Gesunderhaltung des stomatognathen Systems hat (Tab. 11).

Die Bewertung und Zuordnung zu den Indikationsgruppen erfolgt unmittelbar vor dem Behandlungsbeginn anhand einer klinischen Untersuchung. Es werden ausschließlich morphologische Befunde erhoben. Die Messungen der Einzelzahnabweichungen sind in einer Ebene durchzuführen. Grundsätzlich muss auch beachtet werden, dass die Einordnung in die Gruppen 3 bis 5 nur dann erfolgt, wenn kein Spontanausgleich der Anomalie zu erwarten ist. So ist beispielsweise bei Vorliegen einer Retention oder Verlagerung (S 4, S 5) eine kieferorthopädische Behandlung zulasten der GKV nicht indiziert,

Erhebung ausschließlich morphologischer Befunde

Indikationsgruppe		Grad	1	2	3	4	5
kraniofaziale Anomalie		A					LKG-Spalten, Syndrome
Zahnunterzahl (Aplasie, Zahnverlust)		U				Unterzahl	
Durchbruchstörung		S				Retention (außer 8er)	Verlagerung (außer 8er)
sagittale Stufe	distal	D	bis 3	über 3, bis 6		über 6, bis 9	über 9
	mesial	M				0 bis 3	über 3
vertikale Stufe	offen	O	bis 1	über 1, bis 2	über 2, bis 4	über 4 habituell	über 4 skelettal
	tief	T	über 1, bis 3	über 3 mit Kontakt	über 3 mit Trauma		
transversale Abweichung		B				bukkal/ling. Okklusion	
		K		Kopfbiss	beidseitiger Kreuzbiss	einseitiger Kreuzbiss	
Kontaktpunktabweichung		E	unter 1	über 1, bis 3	über 3, bis 5	über 5	
Platzmangel		P		bis 3	über 3, bis 4	über 4	

Tab. 11
Kieferorthopädische Indikationsgruppen (KIG). Zahlenangaben in mm

wenn nach Entfernung des Retentionshindernisses (persistierender Milchzahn) der bleibende Zahn durchbrechen kann. Ein Fall ist nicht in die Gruppe P3 oder P4 (Bestimmung des Platzbedarfes im Stützzonenbereich nach *Beerendonk* oder *Moyers*) einzuordnen, wenn sich nach Reduzierung der Zahnzahl (Extraktionstherapie) die übrigen Zähne spontan und korrekt einstellen können.

!

> *Einteilung der kieferorthopädischen Therapie*
> *(in Anlehnung an die Bedingungen der GKV in Deutschland):*
>
> - kieferorthopädische Prophylaxe
>
> - Frühbehandlung
>
> - frühe Behandlung
>
> - reguläre Behandlung
>
> - Erwachsenenbehandlung

Prophylaxe

Zur Verhütung von Zahn- und Kieferfehlstellungen

Prophylaktische Maßnahmen (siehe S. 108 ff.) dienen der Verhütung von Zahn- und Kieferfehlstellungen oder deren Verstärkung. Aus kieferorthopädischer Sicht sind dabei der Erhalt der Stützzonen während der Wechselgebissphase und das Abstellen von Habits von großer Bedeutung (Abb. 33).

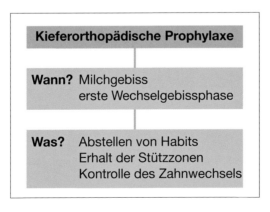

Abb. 33
Zeitpunkt und Behandlungsaufgaben für die kieferorthopädische Prophylaxe

Frühbehandlung

Die Frühbehandlung erfolgt ab dem vierten Lebensjahr und ist zeitlich auf sechs Kalenderquartale (GKV) beschränkt (Abb. 34). Ziel ist es, durch die kurzzeitige Anwendung kieferorthopädischer Maßnahmen eine reguläre weitere Gebissentwicklung zu erreichen und Schäden für Hart- beziehungsweise Weichgewebe zu vermeiden.

Sechs Kalenderquartale

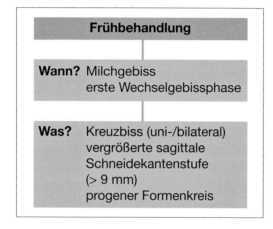

Abb. 34a und b
Behandlungszeitpunkt und Indikationen für die Frühbehandlung und frühe Behandlung

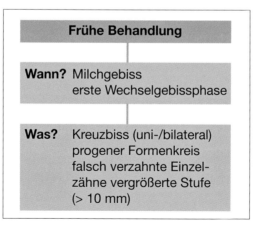

Abb. 34b

In der Regel werden herausnehmbare Apparaturen eingesetzt. Entsprechend den kieferorthopädischen Indikationsgruppen sind folgende Anomalien zu korrigieren: Beseitigen von Habits bei Distalbiss und bei offenem Biss (D5, O4), Überstellen eines Kreuzbisses (K 3, K 4), Korrektur eines Distalbisses (D5) und eines frontalen Kreuzbisses (progener Formenkreis, M4 und M5). Außerdem sind Behandlungsmaß-

Zu korrigierende Anomalien

nahmen indiziert, wenn Lücken geöffnet oder offen gehalten werden sollen (Folgen vorzeitigen Milchzahnverlustes, P3).

Frühe Behandlung

Bei extremen Abweichungen von regulärer Entwicklung

Bei extremen Abweichungen von einer regulären Entwicklung ist es notwendig, bereits im Milch- oder frühen Wechselgebiss mit einer umfassenden kieferorthopädischen Behandlung zu beginnen (Abb. 34). Das gilt für die Indikationsgruppen A5 (LKG-Spalten, Franceschetti-, Crouzon- oder Goldenhar-Syndrom), O5 (skelettal bedingter offener Biss) und M4/M5 (mandibuläre Prognathie, Progenie, maxilläre Hypoplasie). Die Behandlung wird sowohl mit herausnehmbaren als auch mit festsitzenden Geräten durchgeführt und ist zeitlich zunächst auf 16 Quartale beschränkt. Die Anwendung extraoraler Hilfsmittel und funktionskieferorthopädischer Apparaturen ist oftmals notwendig. Neben der Veränderung der Zahnstellung ist es von großer Bedeutung, Einfluss auf das Wachstum zu nehmen. Deshalb ist mit einer Behandlungszeit von mehreren Jahren zu rechnen.

Reguläre Behandlung

Nicht vor zweiter Wechselgebissphase beginnen

Kieferorthopädische Behandlungen sollten in der Regel nicht vor der zweiten Wechselgebissphase begonnen werden. Im Rahmen der GKV-Versorgung ist eine Behandlungszeit von 16 Quartalen vorgesehen (zwölf Quartale aktive Behandlung, vier Quartale Rention). Wird der Behandlungsplan vor dem 18. Geburtstag bei der gesetzlichen Krankenversicherung eingereicht, so besteht ein Leistungsanspruch bei Vorliegen einer kieferorthopädischen Indikationsgruppe 3 bis 5 (Abb. 35). Die Behandlung erfolgt mit herausnehmbaren und festsitzenden Geräten, häufig in zeitlich abgestimmter Folge auch kombiniert.

Kieferorthopädisch-kieferchirurgische Kombinationsbehandlung

Eine Behandlung nach dem 18. Lebensjahr kann zulasten der gesetzlichen Krankenversicherung erfolgen, wenn eine kieferorthopädisch-kieferchirurgische Kombinationsbehandlung geplant ist und folgende Eingruppierungen erreicht werden: A5, D4/5, M4/5, O5, B4/K4.

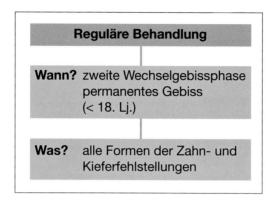

Abb. 35a und b
Reguläre und Erwachsenen-
behandlung. Indikation und
Behandlungszeitpunkt

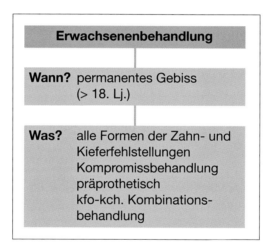

Abb. 35b

Es sei nochmals betont, dass ein Engstand oder eine Zahnverlagerung auch nach dem 18. Lebensjahr korrigierbar sind und selbstverständlich im Laufe der weiteren Nutzung des permanenten Gebisses zu Schäden führen oder Karies und Parodontopathien fördern können (Abb. 35).

Kieferorthopädische Behandlungen sind an keine Altersgrenze gebunden. Dank der Vielzahl an therapeutischen Möglichkeiten kann auch in einem parodontal geschädigten Gebiss (Attachmentverlust, horizontaler und vertikaler Knochenabbau) eine orthodontische Zahnbewegung erreicht werden, verlangt aber spezielle Erfahrungen. Im Gegensatz dazu sind orthopädische Behandlungsaufgaben (z. B. Vorverlagerung des Unterkiefers bei Angle-Klasse II) nur dann möglich, wenn das Körperwachstum noch nicht abgeschlossen ist.

Keine Altersgrenze
für kieferortho-
pädische Be-
handlungen

Das größte Wachstumspotenzial liegt bei Mädchen zwischen dem 11. und 13. Lebensjahr, bei Jungen im Alter von 13. und 15. Jahren (pubertärer Wachstumsschub). Die Prognose für eine Bissverlagerung wird nach dem Überschreiten dieses Wachstumsgipfels immer ungünstiger. Ein rechtzeitiger Behandlungsbeginn und eine gute Mitarbeit des Patienten können eine aufwändige kieferorthopädisch-kieferchirurgische Kombinationsbehandlung vermeiden helfen.

Behandlungsablauf

Jede kieferorthopädische Behandlung beginnt mit einer eingehenden klinischen Untersuchung (Abb. 36). Es werden Ober- und Unterkieferabformungen sowie intra- und extraorale Fotos angefertigt. Der Patient und die Eltern sind bereits bei einer ersten Untersuchung über die Behandlungsnotwendigkeit, den Therapieablauf und anfallende Kosten umfassend aufzuklären (siehe »Juristische Aspekte« S. 192 ff.). Röntgenbilder ergänzen die diagnostischen Unterlagen. Nach Auswertung der Befunde werden ein Behandlungsplan erstellt und mit dem Patienten Behandlungsform und -alternativen diskutiert.

Behandlungsplan   Der Behandlungsplan beschreibt die wichtigsten Befunde und die geplanten Therapieschritte. Eine kurze und prägnante Darstellung der individuellen Zahn- und Kieferfehlstellungen ist geboten.

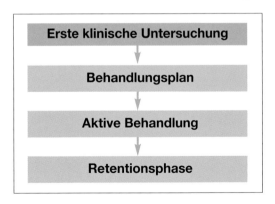

Abb. 36
Ablauf der kieferorthopädischen Behandlung von der ersten klinischen Untersuchung bis zur Retentionsphase

Nach Genehmigung des Behandlungsplanes durch die gesetzliche Krankenkasse beziehungsweise nach Unterschrift des Patienten (GOZ) beginnt die aktive kieferorthopädische Behandlung, die sich in orthodontische und orthopädische Therapieaufgaben untergliedert.

Die reguläre aktive Behandlungszeit beträgt im Durchschnitt zwei bis drei Jahre. Der Behandlungsverlauf wird regelmäßig im Abstand von vier bis sechs Wochen kontrolliert. Gegebenenfalls ist während der Behandlung eine Zwischendiagnostik notwendig, um den geplanten Verlauf mit dem Erreichten zu vergleichen und unter Umständen die Umstellung der Therapie auf andere Behandlungsmittel vorzunehmen. Entsprechend den individuellen morphologischen und funktionellen Voraussetzungen kann sich die Behandlungszeit verkürzen oder verlängern.

Reguläre Behandlungszeit: zwei bis drei Jahre

Die Retentionsphase schließt sich an die aktive kieferorthopädische Behandlung an und ist von großer Bedeutung für die Stabilität des Behandlungsergebnisses. Die Retention kann mit herausnehmbaren oder festsitzenden Behandlungsgeräten erfolgen.

Retentionsphase

Als Faustregel gilt, dass die Retentionszeit mindestens doppelt so lange andauern muss, wie die aktive Behandlungszeit dauerte. Bei ungünstiger skelettaler Konfiguration oder fehlender Adaptationsbereitschaft der Weichgewebe ist eine dauerhafte Retention notwendig (»lifetime retention«).

Zahnbewegung

Orthodontische
oder orthopädische
Veränderungen

Im Rahmen der kieferorthopädischen Behandlung werden Kräfte appliziert, um orthodontische (Zahnbewegungen) oder orthopädische (Kieferlage) Veränderungen zu erreichen. Entscheidend für den Erfolg sind der Ansatzpunkt, die Größe und die Dauer der angewandten Kraft. Die Grundlage bilden die Gesetze der Mechanik, wie sie von *Isaac Newton* beschrieben wurden, und die biologische Adaptationsfähigkeit.

!

Newton's Grundgesetze:

1. Wenn keine Kraft einwirkt, dann verharrt ein Körper in Ruhe.

2. Kraft $F = m$ (Masse) $\times a$ (Beschleunigung)

3. Actio = Reactio

!

Biologische Grundlage und die Fähigkeit biologischer Gewebe zum Umbau:

- *ossärer Gewebeumbau*

- *Adaptation (Resorption, Apposition)*

- *Vorbild: Zahnwechsel, Wachstum*

Grundlagen der Biomechanik

Ansatzpunkt der
Kräfte von
entscheidender
Bedeutung

Unabhängig von der Art der kieferorthopädischen Apparatur muss beachtet werden, dass der Ansatzpunkt der Kräfte von entscheidender Bedeutung für die zu erreichende Zahnbewegung ist (Abb. 37).

Widerstands-
zentrum

Die Bestimmung des Massezentrums eines Zahnes ist nur näherungsweise möglich. Deshalb wurde der Begriff des Widerstandszentrums eingeführt. Für einwurzlige Zähne befindet sich das Widerstandszentrum am Übergang vom zervikalen zum mittleren intraalveolären Wurzeldrittel. Bei mehrwurzligen Zähnen liegt es in der Nähe der Furkation. Eine orthodontische Zahnbewegung direkt durch das Widerstandszentrum (WZ) würde zu einer Translation (= körperliche Bewegung) führen. Allerdings ist es nicht möglich, eine solche direkte Beeinflussung zu erreichen. Deshalb muss ein geeignetes und kompensatorisch wirkendes Drehmoment appliziert werden (z. B. Verwindung des Bogens im Bracketslot).

Abb. 37a und b
Verläuft die ansetzende Kraft durch das Massezentrum, so resultiert eine reine Translationsbewegung (körperliche Bewegung) (Abb. 37a).

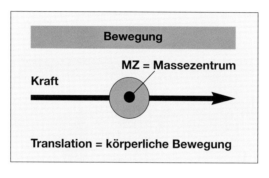

Abb. 37b
Setzt die Kraft in einem Abstand von MZ an, so wirkt immer ein Drehmoment und führt zu einer Rotation (F = Kraft, M = Drehmoment, d = Abstand).

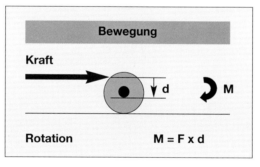

Kraft und Drehmoment sind annähernd bestimmbar. Die Lage des Rotationszentrums (RZ) determiniert bei Kraftansatz die resultierende Zahn- beziehungsweise Wurzelbewegung (Abb. 38).

Kraft und Drehmoment

Eine unkontrollierte Kippung (Protrusion, Retrusion) erfolgt, wenn das Rotationszentrum apikal des Widerstandszentrums liegt.

Typisches Beispiel ist die Anlage eines Labialbogens an den Schneidezähnen. Bei einer Aktivierung mit straffer Anlage des Labialbogens wird eine Zahnkippung durch die Bewegung der Kronen- und Wurzelanteile erreicht, vorausgesetzt der palatinale Kunststoffanteil wird freigeschliffen.

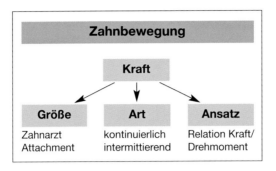

Abb. 38a und b
Faktoren für die Zahnbewegung: Größe, Art und Kraftansatz (Abb. 38a).

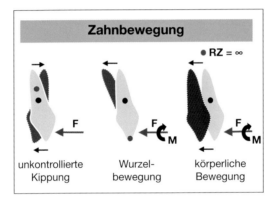

Abb. 38b
Die Relation zwischen Kraft
und Drehmoment bedingt
die Form der Zahnbewe-
gung (schwarzer Kreis =
WZ, roter Kreis = RZ).

Applikation von
kontrollierter Kraft
und bestimmtem
Drehmoment durch
festsitzende Appa-
ratur

Durch eine festsitzende Apparatur kann sowohl eine kontrollierte Kraft
als auch ein bestimmtes Drehmoment appliziert werden (Bracket-
Bogen-Relation). Liegt das Rotationszentrum im koronalen Anteil des
Zahnes, so wird hauptsächlich eine Wurzelbewegung (Torque) erreicht.
Soll eine körperliche Zahnbewegung (Translation) erfolgen, muss das
Rotationszentrum apikal im »Unendlichen« liegen.

Biologie der Zahnbewegung

Funktionelle
Anpassung

Biologische Grundlagen sind die Fähigkeiten des Organismus, auf ver-
änderte Umweltbedingungen zu reagieren und sich anzupassen (Lehre
von der funktionellen Anpassung nach *Roux*, Transformationsgesetz
nach *Wolff*).

Orthopädische Wirkung

Im Bereich des Gesichtsschädels ist die Adaptationsbereitschaft der ossären Strukturen von entscheidender Bedeutung. Resorption und Apposition können den natürlichen Wachstumsvorgängen entsprechend modelliert und verändert werden. Orthopädische Kräfte (> 4 N, nach *Vardimon*) wirken vor allem auf die Wachstumszonen des Oberkiefers (Suturen) und die kondylären Zonen des Unterkiefers. Die Kraftapplikation erfolgt über extraorale (Headgear, Delaire-Maske) oder funktionelle Geräte (Aktivator).

Orthodontische Kraftwirkung

Die Kraftgröße und die Dauer der Krafteinwirkung sind von entscheidender Bedeutung, um das biologische System Zahn-Desmodont-Kieferknochen nicht zu überlasten. Die Applikation von Kräften löst zunächst Umbauvorgänge im Parodontalspalt aus.

Biologisches System Zahn-Desmodont-Kieferknochen

Erst nachgeordnet erfolgt der Knochenumbau im Sinne von Apposition und Resorption. Grundsätzlich gilt, dass im Bereich der Druckzonen ein Knochenabbau und im Bereich der Zugzonen Knochenanbau erfolgt. Nach *Reitan* wird in der ersten Phase der Zahnbewegung eine Einengung des Parodontalspaltes mit Verformung des Desmodonts im Bereich der Druckzone erreicht. Wird der Spalt vollständig eingeengt und wirkt weiterhin eine dauerhafte Kraft, so erfolgt in der zweiten Phase der Zahnbewegung eine so genannte »Hyalinisation«. Die Zellstrukturen werden zerstört. Im lichtmikroskopischen Bild nimmt das Gewebe ein glasiges Aussehen an. Der Abtransport der zellulären Reste muss über den angrenzenden Alveolarknochen erfolgen (indirekte Resorption).

Knochenabbau in den Druckzonen

Knochenanbau in den Zugzonen

Indirekte Resorption

Damit verzögert sich die weitere Zahnbewegung. Erst in der dritten Phase der Zahnbewegung erlauben die Resorptionsvorgänge im Bereich der Druckzone eine weitere Auslenkung des Zahnes.

Aus biologischer Sicht weitaus günstiger ist die direkte Resorption über den Parodontalspalt. Voraussetzung ist dafür, dass die Blutzirkulation durch die einwirkende Kraft nicht vollständig unterbrochen wird. Bezogen auf den kapillären Blutdruck (~ 0,2 N/cm^2) wurden von *Schwarz* deshalb vier biologische Wirkungsgrade angegeben.

Direkte Resorption

!

Biologische Wirkungsgrade nach Schwarz:

- Grad I: unterschwellig

- Grad II: 0,15–0,2 N/cm²

- Grad III: 0,2–0,5 N/cm²

- Grad IV: > 0,5 N/cm²

Grad II sind Kräfte, die den Parodontalspalt nicht oder nur geringfügig einengen. Überschwellige Kräfte mit einer starken Einengung (Grad III und IV) sind nur intermittierend ohne bleibende Schäden anwendbar.

Die Kraftgröße für eine schonende Zahnbewegung ist abhängig vom Zahntyp (Wurzelgröße) und der therapeutisch gewünschten Richtung. Berücksichtigung findet dabei, dass zum Beispiel bei der Intrusion eines unteren Schneidezahnes nur ein sehr geringer Anteil der Wurzel an den notwendigen Umbauvorgängen beteiligt sein kann (Tab. 12).

	Frontzähne, Prämolaren	Eckzähne, Molaren
Kippung	0,1–0,3 N	0,5–0,75 N
körperlich	0,4–0,5 N	1,5–2,5 N
Intrusion, Extrusion	0,15–0,3 N	0,15–0,3 N

Tab. 12
Richtwerte für die Kraftgröße in Abhängigkeit von Zahntyp und Bewegungsrichtung nach *Göz*

Das Verankerungsproblem

Eine zielgerichtete und effektive Zahnbewegung kann nur erreicht werden, wenn ein bestimmtes Kraftsystem vorliegt. Dabei ist zu beachten, dass jede wirkende Kraft gleichzeitig eine entgegengesetzte Kraft induziert (Actio = Reactio, 3. Newton`sche Grundgesetz). Man kann zwischen einer Bewegungseinheit (z. B. Eckzahndistalisierung in Extraktionslücke) und einer Verankerungseinheit (z. B. Stellung der Molaren) unterscheiden. Im Therapieplan muss festgelegt werden, ob eine veränderte Stellung der Verankerungseinheit zulässig oder unerwünscht ist. Daraus ergeben sich drei Verankerungsmöglichkeiten (Abb. 39 bis 42).

Maximale Verankerung:

!

- stationär, zahnunabhängig
  extraoral (Headgear mit mindestens 16 Stunden Tragezeit pro Tag)
  intraoral (Zahnimplantat, orthodontisches Implantat)

- relativ stationär, in Kombination ermöglicht
  intraoral durch: Nance-Apparatur
  Gaumenbügel (TPA)
  Lingualbogen im Unterkiefer
  bukkaler Wurzeltorque Unterkiefer
  intermaxilliäre Gummizüge
  Ausnutzen der perioralen Muskulatur
  (Lipbumper)

Mittlere Verankerung:

!

- reziproke Abstützung der ersten Molaren gegen die Front

- Mesialwanderung der Verankerungseinheit in bestimmtem Umfang erlaubt

- abhängig von Zahnzahl, Achsenstellung, Wurzelgröße

Minimale Verankerung:

!

Verankerungseinheit darf sich im gleichen Umfang bewegen wie die Bewegungseinheit.

In jüngster Zeit konnte durch den Einsatz monokortikaler Verankerungssysteme das Behandlungsspektrum erheblich erweitert werden. Vor allem bei aufwändigen Distalisierungen oder einem komplizierten Lückenschluss nach vorzeitiger Zahnextraktion ist eine implantatgetragene Verankerung der Schlüssel zum Behandlungserfolg. Die

Monokortikale Verankerungssysteme

ungünstige Kraftwirkung auf die Schneidezähne (Protrusion oder Retrusion) kann so auf ein Minimum reduziert werden.

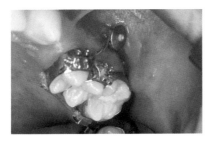

Abb. 39
Maximale Verankerung des Zahnes 24 durch eine Verbindung zu einer kortikalen Verankerung (Osteosynthesschraube). Zustand nach Derotation Zahn 26 um 70°

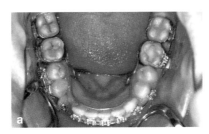
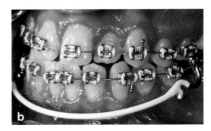

Abb. 40a und b
Relativ stationäre Verankerung. Lingualbogen (Abb. 40a) und Lipbumper (Abb. 40b)

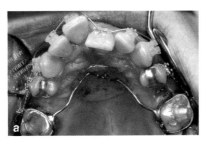
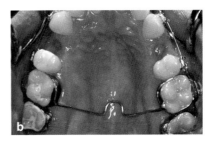

Abb. 41a und b
Relativ stationäre Verankerung. Nance-Apparatur (Abb. 41a) und Transpalatinalbogen nach *Goshgarian* (Abb. 41b)

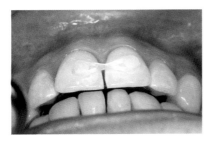

Abb. 42
Minimale Verankerung. Diastemaschluss durch Mesialwanderung der mittleren Schneidezähne. Ungeführte Zahnbewegung mit Gefahr der Rotation und Kippung

Kieferorthopädische Behandlungsgeräte

Die kieferorthopädischen Behandlungsgeräte lassen sich in herausnehmbare und festsitzende Apparaturen unterteilen (Abb. 43). Vorbereitend oder begleitend zu einer kieferorthopädischen Behandlung ist oftmals eine myofunktionelle Therapie notwendig. Mit einfachen Hilfsmitteln und durch die interdisziplinäre Zusammenarbeit mit dem Logopäden können beispielsweise Schluckmuster, Zungenlage und Aussprache korrigiert werden.

Herausnehmbare und festsitzende Apparaturen

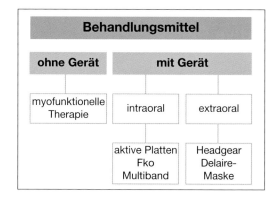

Abb. 43a und b
Einteilung der kieferorthopädischen Behandlungsmittel

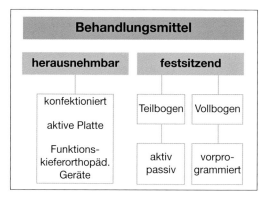

Abb. 43b

Konfektionierte und individuell angefertigte Geräte

Weiterhin kann auch zwischen konfektionierten und individuell angefertigten Geräten unterschieden werden. Konfektionierte Apparaturen, wie die Mundvorhofschilde, werden ausschließlich für prophylaktische Maßnahmen eingesetzt. Sehr viel häufiger ist es im Rahmen der aktiven kieferorthopädischen Therapie notwendig, individuelle Behandlungsgeräte anzufertigen.

Platten

Festsitzende Apparaturen

Zur Gruppe der herausnehmbaren Behandlungsmittel gehören die aktive Plattenapparaturen und die funktionskieferorthopädischen Geräte (Abb. 43). Die Einteilung der festsitzenden Apparaturen kann nach den angewandten Bracket-Bogen-Systemen (Edgewise-, Straight-Wire-Technik) oder nach dem Einsatz durchgehender oder geteilter Bögen erfolgen (Voll- oder Teilbogentechnik).

Aktive Platte

Geringes Kariesrisiko

Ausreichende Tragedauer

Die Entwicklung der aktiven Platten ist eng mit den Namen *Schwarz* und *Nord* sowie mit der Einführung der Methacrylate in die Zahnmedizin verknüpft. Die Vorteile der Apparatur liegen darin, dass schonende Zahnbewegungen möglich sind und das Kariesrisiko gering bleibt. Natürlich ist der Behandlungserfolg vor allem von der Mitarbeit des Patienten abhängig, da ohne eine ausreichende Tragedauer keine Zahnbewegung möglich ist. Außerdem können im Wesentlichen nur kippende Zahnbewegungen, wie die Protrusion oder die Retrusion der Schneidezähne, erreicht werden.

Indikationen aktive Platte:

- transversale Erweiterung
- Überstellen eines Kreuzbisses
- Protrusion/Retrusion
- Einzelzahnbewegungen
- Retention/Lückenhalter

> *Vor- und Nachteile der Behandlung mit einer aktiven Platte:*　　!
>
> Vorteile
>
> - dosierte Kraft
>
> - intermittierende Kraft
>
> - selten Wurzelresorptionen
>
> - Kariesrisiko gering
>
> - bei Schmerzen leicht entfernbar
>
> - gut überschaubar
>
> Nachteile
>
> - Mitarbeit notwendig
>
> - keine körperlichen Zahnbewegungen möglich
>
> - nur Zahnkippungen erreichbar
>
> - Einschränkung der Zungenfunktion (?)

Die Bestandteile einer aktiven Platte sind: Plattenbasis, Halteelemente, aktive Elemente, Schrauben.

Bestandteile

Die Plattenbasis besteht aus Methacrylaten mit einem relativ geringen Restmonomergehalt und wird in der so genannten Streutechnik hergestellt. Bei erhöhtem Allergierisiko kann alternativ dazu die Heißpolymerisation oder die Tiefziehtechnik eingesetzt werden. Zu beachten ist, dass der Plattengrundkörper möglichst grazil gestaltet wird und vor allem im distalen Bereich abgerundete Kanten aufweist. Die Einschränkungen für die Zunge beim Sprechen sollten so gering wie möglich gehalten werden (Abb. 44). Die Plattenbasis kann entsprechend der Therapieplanung mit frontalen oder seitlichen Aufbissen versehen werden. Beim Einsetzen und während der Behandlung mit der Apparatur muss die statische und dynamische Okklusion überprüft werden, um Über- und Fehlbelastungen im Gegenkiefer zu vermeiden.

Plattenbasis

Gestaltung Plattengrundkörper

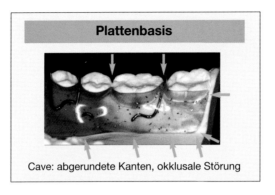

Abb. 44a und b
Gestaltung und Erweiterung der Plattenbasis durch frontale und seitliche Aufbisse

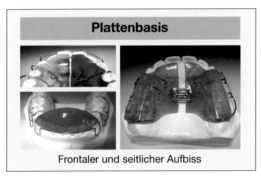

Abb. 44b

Halteelemente

Die Halteelemente der aktiven Platten werden aus federhartem Stahl (0,7 bis 0,8 mm Durchmesser) gebogen. Um eine optimale Haltefunktion zu den Klammerelementen zu erreichen, müssen am Gipsmodell Radierungen vorgenommen werden. Es stehen zahlreiche Halteelemente zur Verfügung (Abb. 45), die im Einzelfall entsprechend dem Zahnbestand und den okklusalen Verhältnissen ausgewählt werden.

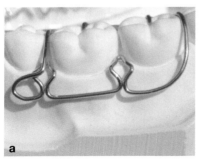
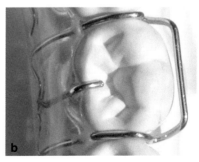

Abb. 45a und b
Halteelemente: Doppelt rückläufige Pfeilklammer nach *Schwarz* (Abb. 45a). Halteklammer nach *Adams* (Abb. 45b)

Der Labialbogen kann sowohl zu den aktiven als auch zu den Halte-elemente gerechnet werden. Liegt er unter einer leichten Spannung an, so ist er wichtig für den Plattenhalt. Wird im palatinalen Bereich der Kunststoff der Plattenbasis entfernt, so führt die Aktivierung des Labi-albogens zu einer Retrusion der Schneidezähne. Außerdem kann die Schlaufenform modifiziert werden (Abb. 46).

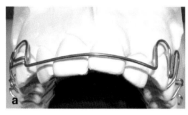 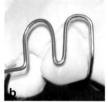 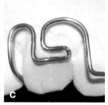

Abb. 46a bis c
Der Labialbogen sollte den Schneidezähnen punktförmig im Sinne eines Idealbogenver-laufes anliegen. Einzelzahnbewegungen durch modifizierte Schlaufen (M-Schlaufe, Retraktionsfeder) sind möglich.

Die aktiven Plattenelemente werden ebenfalls aus federhartem Stahl (Durchmesser 0,5 bis 0,9 mm) gebogen. Dazu gehören die Einarm-klammern, die einfachen oder doppelten beziehungsweise die offenen und geschlossenen Protrusionsfedern. Aktive Platten-elemente

Wichtige Bestandteile einer aktiven Platte sind die Schrauben. Die Mehrzahl der eingesetzten Schrauben ist doppelgewindig und hat eine Hubhöhe von 0,8 bis 1,0 mm bei einer vollständigen Umdrehung. Schrauben

Die Wirkung der ein- bis zweimal pro Woche zu aktivierenden Schrau-ben ist abhängig von der Lage des Sägeschnittes (Abb. 47 bis 50). Um die grazile Gestaltung der Plattenbasis zu erreichen, liegen verschie-dene Schraubentypen vor. Für Einzelzahnbewegungen sind miniaturi-sierte Federbolzenschrauben einsetzbar.

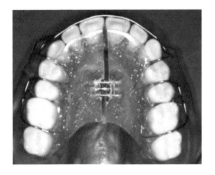

Abb. 47
Transversalplatte zur Erweiterung des Oberkiefers. Reziproke Verankerung. Nebenwirkung: Protrusion, Bissöffnung. Indikation: Vorbereitung Bissumstellung

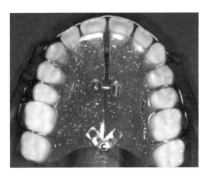

Abb. 48
Platte mit Fächerdehnschraube zur anterioren Erweiterung. Reziproke Verankerung. Nebenwirkung: Protrusion

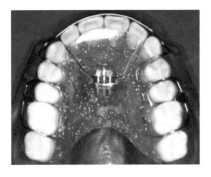

Abb. 49
Aktive Platte mit Protrusionselement. Verstärkte Protrusion im Vergleich zur geringen Distalisierung

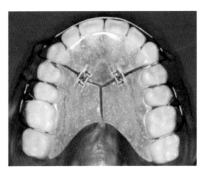

Abb. 50
Y-Platte mit reziproker Wirkung zur Lückenöffnung im Eckzahnbereich. Nebenwirkung: Protrusion, transversale Erweiterung, geringe Distalisierung

Funktionskieferorthopädische Apparaturen

Die Begründer der Funktionskieferorthopädie sind *Andresen* und *Häupl*. Sie stellten in den 30er Jahren des 20. Jahrhunderts den so genannten Aktivator (AH-Gerät) vor (Abb. 51). Mithilfe eines bimaxillären Gerätes werden eine neue Unterkieferlage eingestellt und durch ein gezieltes Einschleifen Einzelzahnbewegungen erreicht. Im Laufe der Zeit wurde eine Vielzahl an Modifikationen unter anderem durch *Balters, Bimler, Klammt* und *Fränkel* vorgeschlagen (Abb. 52).

Die Gestaltung der funktionskieferorthopädischen Geräte ist unterschiedlich. Die apparative Basis kann im Mundraum (Aktivator, Bionator) oder im Mundvorhof (Funktionsregler) liegen. Außerdem werden durch mediane oder laterale Führungsdorne gekoppelte Platten genutzt (Abb. 54 bis 58).

Mit allen funktionskieferorthopädischen Geräten werden durch die Nutzung körpereigener Kräfte und die Beeinflussung der Muskulatur Umbauvorgänge im Bereich des gesamten Gesichtsschädels ermöglicht.

Nutzung körpereigener Kräfte

Beeinflussung der Muskulatur

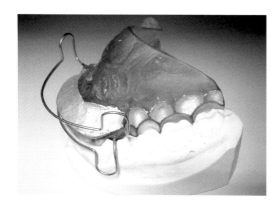

Abb. 51
Aktivator nach *Andresen*
und *Häupl* (AH-Gerät)

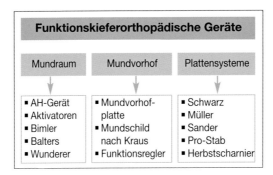

Abb. 52
Einteilung der Fko-Geräte

Die Geräte wirken als Trainingsgeräte für die orofaziale Muskulatur. Die bestehenden funktionellen Fehlhaltungen, z. B. der Lippen oder der Zunge, werden umgestellt. Das Ungleichgewicht zwischen inneren und äußeren Weichgeweben wird harmonisiert. Die durch die Apparaturen induzierten funktionellen Veränderungen bedingen nach einer bestimmten Tragedauer adaptive Anpassungen der Hartgewebe. Die Form folgt damit der Funktion.

Form folgt der Funktion

Wichtigstes Element für die Wirksamkeit funktionskieferorthopädischer Apparaturen ist der Konstruktionsbiss. Dieser Zielbiss wird am Patienten mit einem fest gerolltem Wachswall genommen (Abb. 53): Bei Patienten mit einer Angle-Klasse II wird der Konstruktionsbiss durch sagittale Vorverlagerung des Unterkiefers bis zum Erreichen eines Kantbisses eingestellt (max. eine Prämolarenbreite). Die vertikale Bisssperrung im Seitenzahngebiet beträgt in der Regel 3 bis 6 mm (Abb. 88, siehe S. 138). Durch das Tragen der Apparatur (mindestens 14 Stunden/Tag) wird in einer ersten Phase eine muskuläre Neuorientierung erreicht. Erst nach einigen Monaten sind adaptive Vorgänge zum Beispiel im Kiefergelenkbereich nachweisbar. Eine reguläre Einstellung zwischen Ober- und Unterkiefer wird erst in der zweiten Phase manifest.

Angle-Klasse II: Konstruktionsbiss

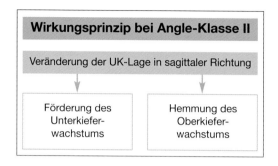

Wirkungsprinzip bei Angle-Klasse II

Veränderung der UK-Lage in sagittaler Richtung

| Förderung des Unterkieferwachstums | Hemmung des Oberkieferwachstums |

Abb. 53a und b
Unterschiedliche Therapieziele bei Angle-Klasse II und III

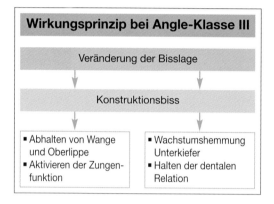

Wirkungsprinzip bei Angle-Klasse III

Veränderung der Bisslage

Konstruktionsbiss

| • Abhalten von Wange und Oberlippe • Aktivieren der Zungenfunktion | • Wachstumshemmung Unterkiefer • Halten der dentalen Relation |

Abb. 53b

Besteht eine Angle-Klasse III, so wird der Konstruktionsbiss 1 bis 2 mm retral der habituellen Okklusion vorgenommen. Durch Anwendung einer funktionskieferorthopädischen Apparatur soll das Wachstum des Unterkiefers gehemmt und das des Oberkiefers gefördert werden.

Angle-Klasse III

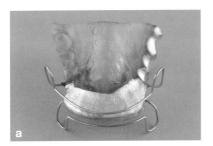
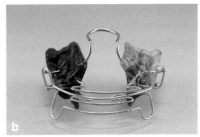

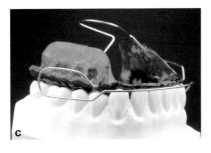

Abb. 54a bis c
Funktionskieferorthopädische Geräte zur
Korrektur einer Angle-Klasse II: Aktivator
(Abb. 54a). Elastisch-offener Aktivator
nach *Klammt* (Abb. 54b). Bionator-
Grundgerät nach *Balters* (Abb. 54c).

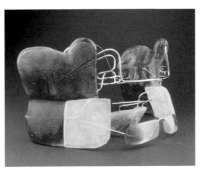

Abb. 55
Funktionsregler Typ II nach *Fränkel*.
Umstellung einer Angle-Klasse II/2. Im
Gegensatz zu anderen Fko-Geräten wird
der Konstruktionsbiss mit einer Mesial-
verlagerung des UK um 1 bis 2 mm vorgenommen. Schrittweise Aktivierung
durch allmähliches Vorschieben des Zun-
genschildes und des anterioren Segmen-
tes (gelber Schildanteil und Lippenpelotten). Der Protrusionsbügel im OK dient
der Sicherung der Schneidezahnstellung.

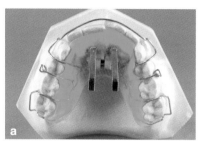 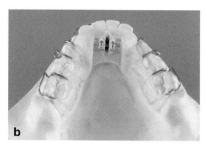

Abb. 56a und b
Vorschubdoppelplatte nach *Sander* zur Korrektur einer Angle-Klasse II. Während der Mundöffnung gleiten die Führungsdorne des Oberkiefers entlang einer schiefen Ebene im Unterkiefer.

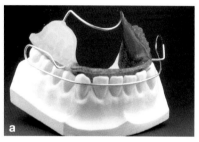 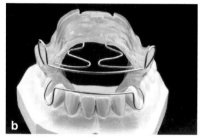

Abb. 57a und b
Funktionskieferorthopädische Geräte zur Korrektur einer Angle-Klasse III. Umkehrbionator nach *Balters* und Sagittalschrauben-Bügelaktivator

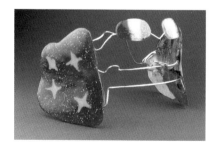

Abb. 58
Funktionsregler Typ III nach *Fränkel*. Korrektur einer Angle-Klasse III. Hemmung des Unterkieferwachstums durch Anlage des Labialbogens und der Bukkalschilder. Förderung des transversalen und sagittalen Oberkieferwachstums durch Lippenpelotten, Abstehen des Wangenschildes und Protrusionsbogen

Die theoretische Grundlage für die Entwicklung der Funktionsregler durch *Fränkel* bildet die Wachstumstheorie der funktionellen Matrix nach *Moss*. Durch ein gezieltes Anliegen oder Abstehen der Bukkalschilder kann Wachstum induziert oder gehemmt werden. Außerdem führt die Lage der Lippenpelotten und der Wangenschilder im Bereich der Umschlagfalte zu einer direkten Zugapplikation auf das Periost und damit zu einer Wachstumsstimulierung.

Wachstumstheorie der funktionellen Matrix nach *Moss*

Festsitzende Apparaturen

Nach ersten Beschreibungen im 18. und 19. Jahrhundert ist die Entwicklung der festsitzenden Behandlungsmethoden eng mit *Edward H. Angle* verbunden. Im Jahr 1887 stellte *Angle* den Expansionsbogen (»e-arch«) vor, einen an Molarenbändern über kleine nachstellbare Gewinde verankerten durchlaufenden Bogen aus Neusilber. Mit Drahtligaturen wurden die Bänder der übrigen Zähne mit diesem Bogen verbunden und durch stetige Aktivierungen in die gewünschte Zahnstellung geführt. Nachteile dieser Behandlungsmethode sind die Notwendigkeit zu einer häufigen Nachaktivierung der Drahtligaturen, zum Teil zweimal wöchentlich, und die als ungeführt anzusehende Zahnbewegung.

Egdewise-Prinzip

Eine echte körperliche Zahnbewegung oder die Beeinflussung der Wurzelstellung konnte nicht erfolgen. Durch *Angle* selbst wurde das Behandlungssystem verlassen und er schlug 1926 das Egdewise-Prinzip vor:

In ein kastenförmiges Attachment wird ein rechteckiger Bogen mit seiner Schmalseite eingesetzt. Dieses Prinzip ist bis heute gültig (Abb. 59).

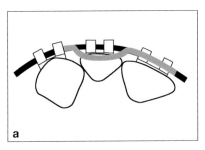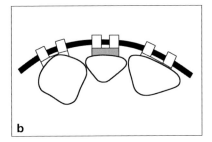

Abb. 59a und b
Edgwise-Prinzip: Zur ästhetisch korrekten Einstellung der zweiten oberen Schneidezähne ist ein Inset (rot markiert = Einwertsbiegung) als Biegung erster Ordnung notwendig (Abb. 59a). Straight-Wire-Prinzip: Durch einen größeren Bracketstamm kann auf die Ausgleichsbiegung verzichtet werden (Abb. 59b).

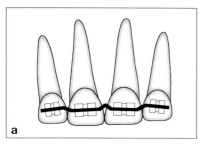 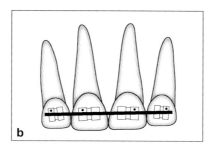

Abb. 60a und b
Edgewise-Prinzip: Zur Einstellung einer korrekten Angulation und vertikalen Position der zweiten oberen Schneidezähne sind Artistic-Biegungen notwendig (Biegung zweiter Ordnung) (Abb. 60a). Straight-Wire-Prinzip: Der Ausgleich erfolgt über die im Bracket eingearbeiteten Angulationswerte (Abb. 60b).

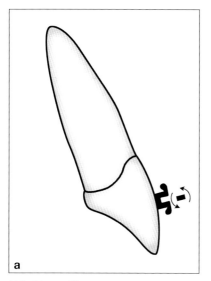 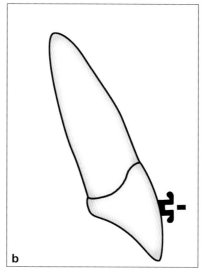

Abb. 61a und b
Edgewise-Prinzip: Die Einstellung eines korrekten Torque verlangt Verwindungsbiegungen eines rechteckigen Bogens (Biegung 3. Ordnung) (Abb. 61a). Straight-Wire-Prinzip: Torquewertübertragung erfolgt über Bracketgestaltung (Abb. 61b).

Die Standard-Edgewise-Brackets besitzen keine Informationen im Slot (Abb. 59 bis 61). Alle Unterschiede in der vestibulären Ausladung, der transversalen und sagittalen Achsenstellung der Front- und Seitenzähne erfordern Ausgleichsbiegungen (erster bis dritter Ordnung).

Standard-Edgewise: keine Informationen im Slot

Biegungen erster Ordnung sind horizontale Biegungen, Biegungen zweiter Ordnung sind vertikale Biegungen und Biegungen der dritten Ordnung sind Verwindungsbiegungen.

In der Folgezeit fanden vielfältige Veränderungen und Modifikationen statt, da die ersten Nachuntersuchungen zum Teil erhebliche Nebenwirkungen der festsitzenden Technik zeigten. Insbesondere die Häufigkeit der Wurzelresorptionen fiel auf. Durch *Begg, Jarabak, Burstone* und *Ricketts* wurden deshalb Behandlungsmechaniken vorgeschlagen, die die Kraft für die Zahnbewegung deutlich reduzieren sollten.

Säure-Ätz-Technik

Einen großen Fortschritt auf dem Weg zur modernen festsitzenden Apparatur stellte die Einführung der Säure-Ätz-Technik dar. Die aufwändige Bebänderung aller Zähne fiel weg und es gelang, Attachments direkt auf die Zahnoberfläche zu kleben.

Straight-Wire-Technik

Torque- und Angulationskontrolle

Die Straight-Wire-Technik wurde 1970 durch *Andrews* und *Roth* eingeführt. Die Torque- und Angulationskontrolle erfolgt nicht mehr durch aufwändige Biegungen im Bogen, sondern durch die Gestaltung der Bracketbasis (Abb. 59 bis 62). Für jeden Zahn gibt es spezifische Werte. Diese erhebliche Vereinfachung führte zu einer weltweiten Verbreitung des Systems und wird heute als häufigste festsitzende Technik eingesetzt.

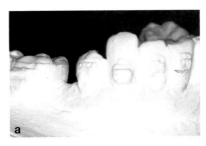 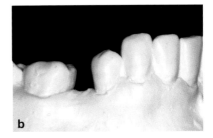

Abb. 62a und b
Nachteil der Straight-Wire-Technik: Durch Klebefehler und ausgebliebene Ausgleichsbiegung bedingte ungünstige Zahnstellung des Zahnes 43 nach Abschluss der Behandlung

Bedeutsam ist weiterhin die Einführung pseudo- und superelastischer Bogenmaterialien in den vergangenen 15 Jahren. Die vorwiegend auf Nickel-Titanol-Legierungen basierenden Bögen zeichnen sich dadurch aus, dass selbst bei einer größer werdenden Auslenkung die Kraftabgabe konstant bleibt (»superelasisches Plateau«, Memory-Effekt). Grundlage ist die besondere Gitterstruktur mit der Fähigkeit zur Umwandlung zwischen einem austenitischen und martensitischen Aufbau.

Memory-Effekt

Indikationen einer festsitzenden Behandlung:

alle orthodontischen Bewegungen:

- körperliche Zahnbewegungen
- Intrusion und Extrusion
- Rotation, Translation
- gezielte Wurzelbewegungen (Torque)
- Distalisation von Seitenzähnen

!

Vor- und Nachteile der Straight-Wire-Apparatur:

Vorteile

- weitgehender Verzicht auf zusätzliche Biegungen
- hohe Zeitersparnis
- bei geschickter Bogenfolge kein Jiggling der Zähne

Nachteile

- scheinbar einfach
- »Einheitsgestaltung«
- Positionierungsfehler haben große Auswirkungen.

!

Zu den Vorteilen einer festsitzenden Behandlung zählen ohne Zweifel die Möglichkeiten einer körperlichen und dreidimensionalen Zahnbewegung sowie die Beeinflussung der Wurzelstellung. Es können kontinuierliche Kräfte zur orthodontischen Bewegung eingesetzt werden. Die Mitarbeit des Patienten ist aber dennoch von großer Bedeutung.

Mundhygiene

Ohne eine ausreichende Mundhygiene ist auch mit einer festsitzenden Apparatur der Behandlungserfolg nicht erreichbar. Um den Verlust von Zahnhartsubstanz durch Entmineralisierungen zu vermeiden, müssen die Bänder und Brackets unter Umständen vorzeitig entfernt werden.

Phasen der festsitzenden Behandlung

Die festsitzende Apparatur besteht aus Brackets und Bändern sowie den durchgehenden Bögen (Straight-Wire-Technik). Die Dimensionen werden in Inch angegeben. Es bestehen zwei Bracketgrößen: Slots (= Bracketschlitz für die Aufnahme des Bogens) mit 0,018 beziehungsweise 0,022 Inch.

Die Behandlung mit festsitzenden Apparaturen wird entsprechend den Behandlungsaufgaben in fünf Phasen eingeteilt (Abb. 105, siehe S. 163 f.):

Fünf Behandlungsphasen:

- Nivellierungsphase

- Führungsphase

- Kontraktionsphase

- Justierungsphase

- Retentionsphase

Nivellierungsphase

In der Nivellierungsphase erfolgt der Ausgleich der vertikalen und horizontalen Fehlstellungen. Drehstände werden korrigiert und Engstände weitgehend ausgeglichen. Initial sind verseilte, weichelastische oder superelastische Bögen mit vorwiegend rundem Querschnitt anzuwenden. Es findet ein allmählicher Übergang auf starrere Bögen mit quadratischen und rechteckigen Querschnitten statt. Die Nivellierungsphase dauert in der Regel zirka vier bis sechs Monate. Vorbereitend muss erwogen werden, ob beispielsweise die Distalisierung der Molaren mit einem Headgear oder die transversale Erweiterung mit einer Gaumennahterweiterungsapparatur notwendig sind. Wichtig ist es,

bereits während der Nivellierungsphase ersichtliche Postionierungs-
fehler der Brackets durch Umsetzen zu korrigieren.

Schwerpunkte der Führungsphase sind die Ausformung und Koordi-
nation der Zahnbögen. Bei Extraktionsfällen erfolgt die Retraktion und
Einstellung der Eckzähne in eine Neutralokklusion. Die Zahnbewegungen können über größere Distanzen (z. B. Lückenschluss) mithilfe starrer und slotfüllender Bögen erreicht werden. Die Kraftapplikation
erfolgt durch Alastics (elastische Ketten), Elastics (intermaxilläre Gummizüge) oder durch Druck- und Zugfedern.

Führungsphase

Die Kontraktionsphase ist vor allem bei Extraktionstherapie und während der dentoalveolären Kompensation einer Angle-Klasse II notwendig. Die sagittale Schneidekantenstufe wird durch eine Retraktion der
oberen Schneidezähne korrigiert. Diese Zahngruppenbewegung kann
über bestimmte Biegungen des Bogens (Retraktionsloops) oder durch
eine Gleitmechanik (elastische Ketten, Tieback) erfolgen. Besonderes
Augenmerk muss dabei auf die Verankerungssituation gerichtet werden. Vor dem Beginn der Kontraktionsphase sollte differenzialdiagnostisch erwogen werden, ob und in welchem Umfang die Mesialwanderung der Seitenzähne zugelassen werden kann. Es sind starre Bögen
erforderlich (0,017 Inch/0,018 Inch x 0,025 Inch).

Kontraktionsphase

Die Justierungsphase dient der Optimierung der Zahnachsenstellun-
gen und der Verbesserung der Interkuspidation (»Settling« der Okklusion). Es können einige Korrekturbiegungen (Artistics, Step-down,
Step-up) notwendig werden. Eine Feineinstellung der Okklusion und
Artikultion ist ebenfalls durch das Tragen von intermaxillären Gummizügen möglich.

Justierungsphase

Von großer Bedeutung für den Behandlungserfolg ist die Retentionsphase. Es können zunächst die Idealbögen für einige Wochen oder
Monate belassen werden. Nach Entfernung der Multiband-Bracket-
Apparatur ist das Einsetzen verschiedener herausnehmbarer Apparaturen (skelettierte Retentionsplatten, Positioner mit vorausgegange-
nem Set-up) oder so genannter Kleberetainer (0,0175 Inch Twistdraht,
individuell angepasst) möglich.

Retentionsphase

Bogenformen und Bogenmaterialien

Die in der Straight-Wire-Technik eingesetzten Bogenformen bestimmen das Behandlungsergebnis in erheblichem Umfang. Vorgefertigte Bogenmaterialien liegen in sehr unterschiedlichen sagittalen und transversalen Dimensionen vor. Anhand der individuellen Situation sollte eine adäquate Bogenform unter Beachtung der intercaninen Distanz ausgewählt werden. Im Einzelfall ist es notwendig, Korrekturbiegungen vorzunehmen.

Bogenmaterial und Bogendimension

Die Auswahl des Bogenmaterials und der Bogendimension erfolgt entsprechend der Behandlungsphase. Allgemein gilt, dass dünnere Drähte elastischer sind, weniger Kraft applizieren und sich für die Nivellierungsphase sehr gut eignen. Umfangreiche Zahnbewegungen können nur mit Bögen mit größeren Dimensionen als körperliche Verlagerung erreicht werden (Abb. 63).

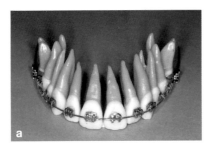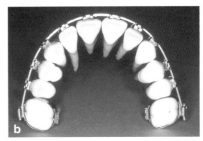

Abb. 63a und b
Die Übertragung der Torque- und Angulationswerte erfolgt durch das Einsetzen slotfüllender starrer Vierkantbögen. Die Bogenform sollte individualisiert werden.

Schrittweises Vorgehen

Als Bogenfolge hat sich das schrittweise Vorgehen von verseilten und runden Stahlbögen zu quadratischen und rechteckigen Querschnitten bewährt. Durch die Einführung thermo-, super- und pseudoelastischer Bögen aus Nickel-Titanol-Legierungen ist es möglich, die Zahl der Bogenwechsel zu reduzieren (Tab. 13).

Legierungstyp	Eigenschaften	bevorzugte Anwendung
Standardstahl (CrNi-Stahl)	hoher E-Modul hohe Steifigkeit mittelhohe Deflektion	bogengeführte Zahnbewegungen
Chrom-Kobalt (CrCo) z. B. Elgiloy	verschied. Qualitäten E-Modul > Stahl hohe Steifigkeit sehr geringe Deflektion	Utility-Bögen (v. a. Ricketts)
Titan-Molybdän (β-Titan) z. B. TMA	E-Modul ~ ½ Stahl mittelhohe Steifigkeit hohe Deflektion	Segmentbögen Overlaybögen zur Intr. Retraktionsbögen
Nickel-Titan (NiTi) z. B. Nitinol	E-Modul ~ ¼ Stahl geringe Steifigkeit sehr hohe Deflektion	Nivellierungsphase pseudoelastische Eigenschaften (Memory-Effekt)

Tab. 13
Übersicht zu den Bogenmaterialien. E-Modul = Anstieg im Spannungs-Dehnungs-Diagramm, Deflektion = Maß für Verbiegbarkeit, Steifigkeit = Widerstand gegen Verformung

5
Therapeutische Maßnahmen

Kieferorthopädische Prophylaxe

Exogene Einflüsse

Wichtigstes Instrument der Vorbeugung ist die Aufklärung der Patienten beziehungsweise ihrer Eltern. Ziel ist es, ungünstige exogene Einflüsse auf die Schädel- und Gebissentwicklung zu vermeiden. Diese epigenetischen Faktoren können bereits pränatal von Bedeutung sein. Virusinfektionen, Vitaminmangel, Nikotin- und Alkoholabusus während der Schwangerschaft sind als besonders negative Faktoren beschrieben worden und werden ätiologisch für die Entstehung von Lippen-Kiefer-Gaumenspalten diskutiert (siehe »Lippen-Kiefer-Gaumen-Spalten«, S. 167 ff.).

Flaschenernährung

Die postnatale Entwicklung ist vom Einfluss vielfältiger Faktoren geprägt. In den ersten Lebensmonaten ist aus padiatrischer und psychologischer Sicht die Mutterbrusternährung zu empfehlen. Die Flaschenernährung bietet nur einen Ersatz und sollte mit speziellen Saugerformen durchgeführt werden. Die von *Müller* und *Balters* vorgestellten Sauger (NUK – **n**atürlich **u**nd **k**iefergerecht) erlauben einen annähernd natürlichen Saugvorgang mit einer adäquaten Zungenlage. Zu beachten ist außerdem, dass die Saugeröffnung nicht zu groß gewählt werden darf, um eine 15-minutige Stillzeit auch bei Flaschenernährung zu gewährleisten.

Vitamin-D-Prophylaxe

Zur Vermeidung der Rachitis (Reitergang, rachitischer Rosenkranz, extrem offener Biss, Schmelzanomalien) ist eine Vitamin-D-Prophylaxe bis zum Erreichen des zweiten Lebenssommers angeraten.

Während der weiteren Schädel- und Gebissentwicklung sind das Abstellen von Habits, der Erhalt der Milchzähne besonders in den Stützzonen sowie die Kontrolle des Zahnwechsels von großer Bedeutung.

Habits

Als Habit werden alle Angewohnheiten bezeichnet, die einen negativen Einfluss auf die Gebiss- und Schädelentwicklung ausüben. Dazu gehören:

Negativer Einfluss auf Gebiss- und Schädelentwicklung

- Lutschen an Daumen oder Nuckel

- Lippensaugen

- Wangensaugen

- Zungenpressen und -beißen

- viszerales Schlucken

- offene Mundhaltung und Mundatmung

- Bruxismus

Ein Fortbestehen der Habits über einen längeren Zeitraum hat negative Folgen für die weitere Gebiss- und Kieferentwicklung (Protrusion der oberen Schneidezähne, Retrusion der unteren Schneidezähne, Schmalkiefer, Distalbiss, frontal oder seitlich offener Biss). Der orthodontische Behandlungserfolg wird erschwert oder ganz verhindert.

Fortbestehen der Habits

Die prophylaktischen Maßnahmen konzentrieren sich zunächst auf die umfassende Aufklärung der Kinder und Eltern. Eine auf den Entwicklungsstand des Kindes bezogene Vorgehensweise ist geboten.

Das Lutschen am Daumen oder am Sauger sollte bis zum dritten Lebensjahr abgestellt sein, um die Zahnfehlstellung nicht in das bleibende Gebiss zu übertragen. Bei persistierendem Lutschen kann ein Lutschkalender den Patienten helfen, das Habit abzustellen (Abb. 64).

Lutschen

Von einigen Autoren werden das Aufbringen bitterer Stoffe (Daumexol®) oder das Einbinden des Daumens in Binden oder Waschlappen empfohlen. Viel eher geeignet erscheinen jedoch myofunktionelle oder apparative Maßnahmen (Abb. 65).

Myofunktionelle oder apparative Maßnahmen

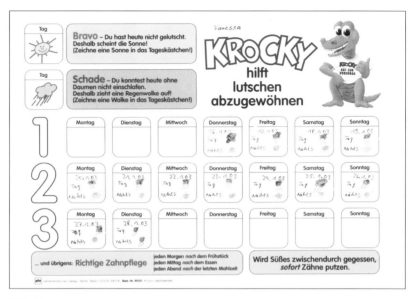

Abb. 64
Lutschkalender zur Anleitung und Kontrolle des Abgewöhnens (Abdruck mit freundlicher
Genehmigung des zahnärztlichen Fach-Verlags Herne)

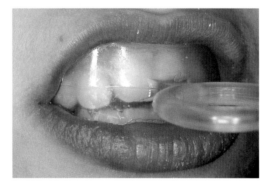

Abb. 65
Konfektionierte Mundvor-
hofplatte (MVP) zum Abstellen des Lutschens (Lutsch-
objekt kann nicht zwischen
die Zahnreihen gelangen)
und Lippentraining

Dreifach gesicher-
ter Mundschluss
für normgerechte
Entwicklung

Nach *Fränkel* ist für eine normgerechte Entwicklung ein dreifach gesi-
cherter Mundschluss zu fordern (Abb. 66):

- zwangloser Lippenschluss

- Kontakt zwischen Zungenrücken und hartem Gaumen

- Kontakt zwischen Zungengrund und weichem Gaumen

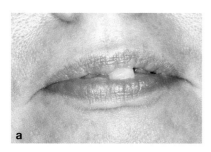
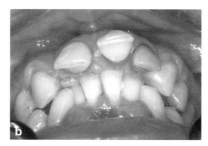
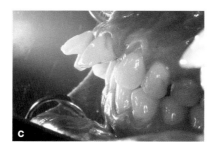

Abb. 66a bis c
Folgen einer Jahrzehnte bestehenden Lippendysfunktion. Extreme Protrusion des Zahnes 21. Fortgeschrittener Parodontalabbau

Schlucktypen

Ein viszeraler (= infantiler) Schlucktyp liegt vor, wenn sich die Zunge während des Schluckens zwischen die Zahnreihen legt.

Viszeral

Er ist typisch für Kleinkinder und wird spätestens im dritten Lebensjahr auf einen somatischen Schlucktyp umgestellt. Dabei liegt die Zungenspitze hinter den oberen Schneidezähnen und es ergibt sich ein Kontakt zwischen dem vorderen Zungenrücken und dem harten Gaumen (Abb. 67).

Somatisch

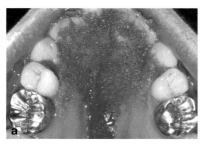
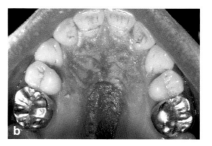

Abb. 67a und b
Umstellung des viszeralen (a) auf einen somatischen Schlucktyp (b) mithilfe myofunktioneller und logopädischer Behandlung. Palatogramm mit dünnfließendem Silikon. Lage der Zunge zwischen den Zahnreihen beim viszeralen Schlucken – Silikon haftet am Gaumen (Abb. 67a). Somatisches Schlucken – Zunge verdrängt Silikon, anteriorer Gaumen bleibt frei (Abb. 67b).

Mundatmung

Habituelle und konstitutionelle Form

Bei der Mundatmung wird zwischen einer habituellen (gewohnheitsmäßig, z. B. nach längeren Infekten) und einer konstitutionellen Form unterschieden. Die konstitutionell bedingte Mundatmung ist die Nasenatmung durch morphologische Ursachen (Adenoide, vergrößerte Tonsillen) behindert. Im Zweifelsfall muss eine Konsultation beim Hals-Nasen-Ohren-Arzt erfolgen.

Bruxismus

Erhebliche Reduktion der Zahnhartsubstanz möglich

Die prophylaktischen Behandlungsmaßnahmen sind nicht nur auf das Milch- und Wechselgebiss beschränkt. Im Erwachsenenalter kann ein langjähriges Habit wie der Bruxismus zu einer erheblichen Reduktion der Zahnhartsubstanz führen und sollte durch eine Schienentherapie frühzeitig abgestellt werden (Abb. 68)

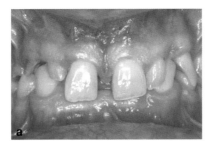 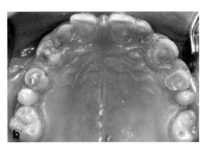

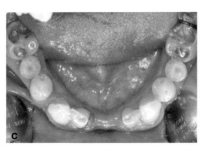

Abb. 68a bis c
Deckbiss und Bruxismus verursachten einen deutlichen Zahnhartsubstanzverlust.

Einfache orthodontische Maßnahmen

Einfach durchzuführende Behandlungsmaßnahmen beziehen sich vorwiegend auf die Korrektur einzelner Zahnfehlstellungen. Nicht immer ist jedoch das augenscheinlich Einfache tatsächlich ohne großen therapeutischen Aufwand zu erreichen. Es gilt immer, die wichtigsten diagnostischen Unterlagen zu erheben und differenzialdiagnostisch verschiedene Therapieschritte abzuwägen. So ist beispielsweise die Nichtanfertigung eines Fernröntgenseitbildes zu Beginn einer Behandlung bereits als Behandlungsfehler anzusehen und kann mit juristischen Konsequenzen verbunden sein.

Ein günstiger Zeitpunkt für die Korrektur eines sich andeutenden Platzmangels im Eckzahn- und Prämolarengebiet ist die zweite Wechselgebissphase. Durch Ausnutzen des Leeway-Spaces kann ein frontaler Engstand durch das approximale Einkürzen der Mesialflächen des zweiten Milchmolaren nach distal aufgelöst werden. Zu beachten sind dabei, die Sicherung der Molarenposition und die Anatomie der Milchmolaren. Ein geringfügiges Abtragen des oberen Schmelzanteils ist nicht ausreichend, es muss der »mesiale Balkon« vollständig eingekürzt werden. Eine leicht subgingivale »Präparation« ist unvermeidlich (Abb. 69 und 70).

Ausnutzen des Leeway-Spaces

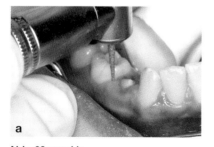 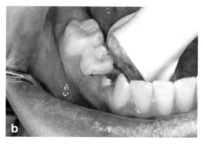

Abb. 69a und b
Mesioapproximale Schmelzreduktion mit flammenförmigem Diamanten. In Abhängigkeit von der Kooperation des Patienten ist schrittweises Vorgehen möglich. Anschließende Fluoridierung

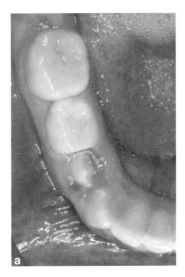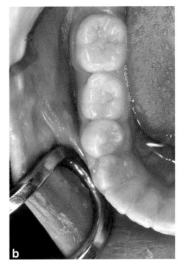

Abb. 70a und b
Platzmangel Zahn 44. Mesioapproximales Einkürzen des zweiten Milchmolaren. Vollständiger Durchbruch nach drei Monaten

Korrektur sagittaler Einzelzahnabweichungen

Bei Erwachsenen
mit herausnehm-
baren Geräten
möglich

Die Korrektur sagittaler Einzelzahnabweichungen im Erwachsenenalter ist auch mit herausnehmbaren Geräten möglich, wenn der Patient
die Kosten für eine festsitzende Apparatur nicht zu tragen bereit ist.
Bei entsprechender Mitarbeit kann der Behandlungserfolg erreicht
werden. Der Patient ist darüber aufzuklären, dass die Kontrolle der
Angulation oder des Torques nicht möglich ist und daraus sich unter
Umständen ein funktioneller und ästhetischer Kompromiss ergibt.
Außerdem sollte eine mögliche Bissöffnung beachtet werden (Abb. 71
und 72).

Die frontale Okklusionsansicht (Abb. 71) zu Beginn der Behandlung
zeigt deutlich, dass der Zahn 42 parodontal überlastet ist (gingivale
Rezession). Die dargestellte Behandlung verlief dank der sehr guten
Mitarbeit des Patienten komplikationslos. Eine Bissöffnung trat nicht
ein. Allerdings konnte keine vollständige Derotation des Zahnes 12
erreicht werden. Die oberen Schneidezähne stehen unter ästhetischen
Gesichtspunkten nicht korrekt (Abb. 72).

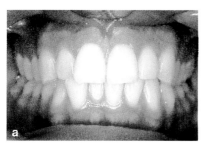
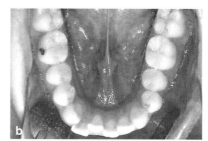
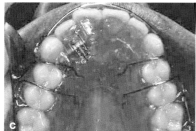
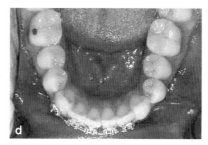

Abb. 71a bis e
Kompromissbehandlung von retrogener Verzahnung 12 und UK-Engstand. Aktive Platte OK mit Protrusionselement für 12. Im Unterkiefer erfolgten das Slicing der Frontzähne und die Ausformung mittels Teilbogentechnik.

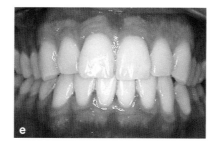

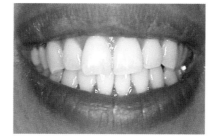

Abb. 72
Es erfolgte keine Stellungsänderung der oberen Front, außer Zahn 12.

Protrusion/
Retrusion der
Schneidezähne
durch herausnehm-
bare Apparaturen

Strikte Aufklärung
des Patienten
unabdingbar

Jiggling vermeiden

Mithilfe herausnehmbarer Apparaturen ist es möglich, Protrusion oder Retrusion der Schneidezähne zu erreichen. Neben der Abklärung über das Platzangebot spielen differenzialdiagnostisch die Größe der apikalen Basis und der Zungenfunktionsraum eine wichtige Rolle. In Einzelfällen ist es möglich, einen unteren Frontzahnvorbiss mit heraus-nehmbaren Apparaturen zu korrigieren (Abb. 73). Eine strikte Aufklä-rung über den zu erreichenden Kompromiss ist unabdingbar. Der Patient muss das Gerät Tag und Nacht tragen. Selbst beim Essen darf die Apparatur nicht herausgenommen werden, um ein so genanntes Jiggling (= traumatische Fehlbelastung) zu vermeiden.

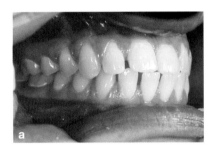
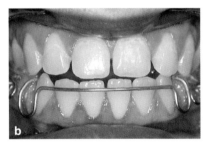
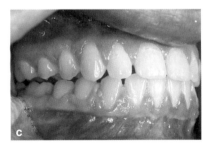

Abb. 73a bis c
23-Jährige mit einer UK-Platte mit seitli-chem Aufbiss, Aktivierung des Labialbo-gens. Justierung der Aufbisse (fester Ein-biss der Seitenzähne). Klinisch müssen Frühkontakte einzelner Zähne ausge-schlossen werden. Zur Retention sollte ein festsitzender Retainer eingesetzt wer-den, um ein Rezidiv durch die Zungen-fehllage zu vermeiden.

Korrektur transversaler Fehlstellungen

Ausreichendes
Platzangebot
notwendig

Die Korrektur transversaler Fehlstellungen (z. B. Kreuzbisse) ist eben-falls mit einfachen Therapiemitteln erreichbar. Voraussetzung für die erfolgreiche Überstellung eines Einzelzahnes ist ein ausreichendes Platzangebot.

Die Auswertung der diagnostischen Unterlagen erfordert die Überprü-fung der Verankerungssituation (Abb. 74). Zu beachten ist, dass immer die Gefahr der Bissöffnung besteht. Der Patient muss angewiesen werden, die Gummizüge möglichst 24 Stunden am Tag zu tragen, um eine schnelle Überstellung zu erreichen.

Criss-Cross-Gummizüge

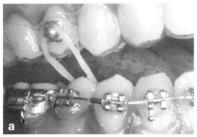 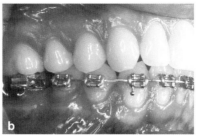

Abb. 74a und b
Kreuzbiss Zahn 15/45. Der obere Prämolar steht korrekt im Zahnbogen. Deshalb Verankerung über eine Tiefziehschiene mit eingeklebten Metallknöpfchen. Im Unterkiefer Teilbogenapparatur zur Platzgewinnung. Criss-Cross-Gummizüge zur Kreuzbissüberstellung.

Korrektur vertikaler Fehlstellungen

In einzelnen Fällen ist auch die Anwendung vertikaler Gummizüge möglich. Entsprechend den Grundlagen der Zahnbewegung ist dabei zu berücksichtigen, dass extrusive Kräfte nur maximal 0,15 N betragen sollten. Aus diesem Grund sind relative leichte Gummizüge zu verwenden und engmaschige Kontrolltermine notwendig (Abb. 75).

Vertikale Gummizüge in Einzelfällen

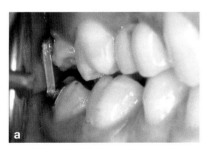 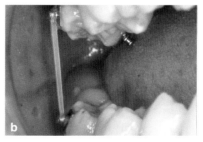

Abb. 75a und b
Vertikale intermaxilläre Gummizüge zur Elongation der Weisheitszähne. Vor allem bei starker Mundöffnung treten kurzeitig große Kräfte auf.

Behandlung des Platzmangels

Die Therapie des Engstandes ist eine der zentralen Behandlungsauf-
gaben in der Kieferorthopädie. Bis zu 70 % der kieferorthopädischen
Patienten weisen einen behandlungsbedürftigen Engstand auf. Die
Symptome des Engstandes sind vielfältig. Es überwiegen die Dreh-,
Kipp- und Schachtelstellungen. Bei vollständigen Lückeneinengungen
besteht die Gefahr der Zahnretention und -verlagerung.

Ätiologie, Symptomatik und Diagnostik

**Primärer Engstand:
Größenmissverhält-
nis zwischen Zahn-
und Kiefergröße**

Ein Engstand kann endogen und exogen bedingt sein. Der primäre
Engstand ist ein Größenmissverhältnis zwischen Zahn- und Kiefergröße. Zeichen für den primären Engstand sind eine SI_{OK} größer 34 mm
und die atypischen Resorptionen der Milcheckzähne während der
Wechselgebissphase.

**Sekundärer Eng-
stand: vorzeitiger
Zahnverlust**

Folgen eines vorzeitigen Zahnverlustes mit Mesialwanderungen der
Seitenzähne werden als sekundärer Engstand bezeichnet. Der Verlust
der Milchmolaren führt zu einer Lückeneinengung im Stützzonenbereich. Sowohl die zweiten Prämolaren als auch die Eckzähne sind in
ihrem Durchbruch behindert. Vollständige Verlagerungen nach bukkal
oder lingual können die Folge sein. Außerdem besteht die Gefahr der
unterminierenden Resorption.

**Tertiärer Engstand:
keine eindeutigen
Ursachen**

Nach Abschluss der Wechselgebissphase kann sich zwischen dem
16. und 20. Lebensjahr trotz einer bis dahin perfekten Zahnreihe der
tertiäre Engstand ausbilden. Die Ursachen sind nicht abschließend
geklärt. Einige Autoren machen den Durchbruch der Weisheitszähne
für die Entwicklung des Platzmangels verantwortlich. Dagegen steht,
dass auch Patienten ohne Anlage der dritten Molaren einen tertiären
Engstand entwickeln können. Selbst nach einer durchgeführten
Extraktionstherapie ist die Entstehung eines erneuten Engstandes
nicht auszuschließen. Als auslösende Faktoren gelten außerdem die
Veränderung der Weichteilmophologie, eine anteriore Rotation des
Unterkiefers und die fehlende Attrition.

Die Indikation und die Behandlungsstrategie richten sich nach dem Schweregrad des Engstands. Es wird in drei Formen eingeteilt (Abb. 76):

- Grad I: leichter Engstand (bis -3 mm)

- Grad II: mittlerer Engstand (bis -6 mm)

- Grad III: schwerer Engstand (mehr als -6 mm)

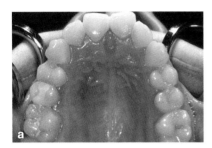
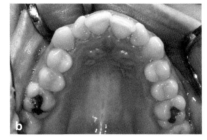
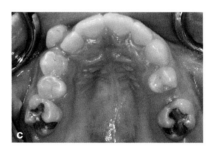

Abb. 76a bis c
Verschiedene Formen des Engstandes.
Grad I (Abb. 76a), Grad II (Abb. 76b),
Grad III (Abb. 76c)

Der Engstand ist eine Gebissanomalie, die keinesfalls zum Selbstausgleich neigt. Im Gegenteil, sehr häufig ist zu beobachten, dass sich die verschiedenen ungünstigen Faktoren für die Gebissentwicklung gegenseitig noch verstärken und zu ausgeprägten Formen des Platzmangels führen (Abb. 77).

Kein Selbstausgleich

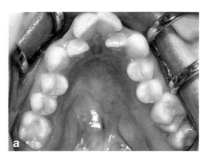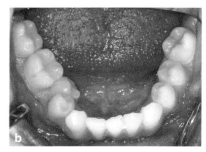

Abb. 77a und b
Hochgradiger Engstand im Ober- und Unterkiefer trotz Verlusts der Zähne 26, 46 und 32 (?)

Modellvermessung

Wichtiges diagnostisches Kriterium ist die Modellvermessung. Platzangebot und Platzbedarf werden im Rahmen der Segmentanalyse miteinander in Beziehung gesetzt. Zusätzlich müssen die Stellung der Schneidezähne, die Größe der apikalen Basis (Wurzelgrund) und die Spee-Kurve berücksichtigt werden.

Therapeutische Strategien

Ätiologie und Größe des Engstandes bestimmen das Ausmaß der therapeutischen Bemühungen. Je ausgeprägter der Platzmangel ist, umso aufwändiger ist die Behandlung (»Checkliste Platzmangel« S. 127).

Nutzung mehrerer therapeutischer Mittel

Die Vor- und Nachteile der einzelnen Behandlungsmöglichkeiten sind kritisch gegeneinander abzuwägen. Oftmals müssen mehrere therapeutische Mittel zum Ausgleich der Engstände ausgenutzt werden (Abb. 78 und 79). Von besonderer Bedeutung ist die Beachtung der Verankerungsproblematik.

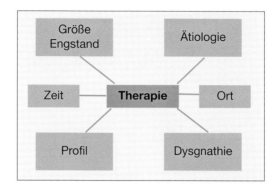

Abb. 78a und b
Einflussfaktoren für die Therapieentscheidungen bei Engständen

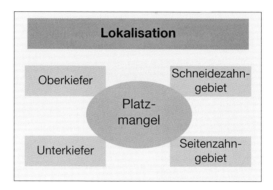

Abb. 78b

Protrusion der Schneidezähne

Eine Behandlungsmöglichkeit besteht in der Protrusion der Schneidezähne. Dabei sind zwei Aspekte zu beachten: 1. Die Größe des knöchernen Raumes (apikale Basis, Wurzelgrund). 2. Nach *Schopf* ergibt die Protrusion um 3° einen Platzgewinn von 0,5 mm je Quadrant.

Liegt zu Beginn der Behandlung bereits eine Protrusion der Schneidezähne vor, so wird die Platzbilanz zusätzlich belastet. Ein wichtiges therapeutisches Ziel ist jedoch die achsengerechte Einstellung der Schneidezähne (OK1/NL-Winkel bzw. UK1/ML-Winkel). Eine ausgeprägte Protrusion der Schneidezähne wird langfristig als ungünstig eingeschätzt.

Platzbilanz zusätzlich belastet

Behandlungsstrategien			
Grad	**I**	**II**	**III**
Leeway-Space	++	+	−
Protrusion	++	+/−	− −
Slicing	+	−	− −
Dehnung	++	+	−
Distalisierung	+++	+	−
Extraktion	− −	+/−	+++

Abb. 79a und b
Strategien zur Behandlung
Engstand Grad I bis III (+++
gute Prognose, − nicht
geeignet) (Abb. 79a)

Behandlungsstrategien	
	Nachteile
Leeway-Space	Behandlungsbeginn
Protrusion	apikale Basis
Slicing	Schmelzverlust/Karies
Dehnung	Rezidiv
Distalisierung	nur OK sicher
Extraktion	Zahnverlust

Abb. 79b
Nachteile der verschiedenen
Behandlungsmethoden

Transversale Erweiterung

Die Möglichkeiten zum Ausgleich der Engstände durch eine transversale Nachentwicklung sind ebenfalls begrenzt. Zu beachten ist, dass vor allem die Breitenrelation des Unterkiefers (intercanine Distanz) durch das Wachstum (V-Prinzip mit Determinierung der Kondylenposition) sehr engen Grenzen unterliegt. Die maximal mögliche Erweiterung im Unterkiefer beträgt 4 mm. Nach *Schopf* bedingt eine Kieferdehnung um 4 mm einen sagittalen Platzgewinn von etwa 1 mm je Kiefer. Die Anwendung von Dehnplatten ist deshalb nur bei geringen Engständen indiziert.

Intercanine Distanz
maximal 4 mm

Approximale Schmelzreduktion

Während der Wechselgebissphase besteht die Möglichkeit, den Lee-way-Space von mesial zu nutzen. Bedeutsam ist dabei, dass die sagittale Position der Molaren gesichert wird.

Sagittale Position der Molaren sichern

Analog zum Platzgewinn in der Wechselgebissphase ist auch im permanenten Gebiss die Reduktion von Zahnschmelz im Approximalraum möglich (Slicing, Stripping). In Abhängigkeit von der Zahnform ist ein Platzgewinn bis zu 0,2 mm pro Approximalraum und Zahn erreichbar. Die Schmelzreduktion kann manuell oder maschinell erfolgen und schrittweise vorgenommen werden. Anschließend ist eine Politur zur Vermeidung kariöser Läsionen unabdingbar. Bei Vorliegen einer ungünstigen Kronenform und eines Wurzelengstandes besteht eine Kontraindikation.

Slicing

Distalisierung

Die Distalisation von Seitenzähnen ist ebenfalls begrenzt. Im Unterkiefer können körperliche Zahnbewegungen nach distal nur mithilfe einer maximalen Verankerung (monokortikale orthodontische Implantate) erreicht werden. Als Faustregel gilt, dass im Oberkiefer eine stabile Distalisierung von ungefähr 3 bis 4 mm erreicht werden kann. Für diese Aufgabe stehen sowohl intra- als auch extraorale Geräte zur Verfügung.

Maximale Verankerung

Extraktionstherapie

Eine weitere Möglichkeit, Engstände auszugleichen, ist die Extraktionstherapie. Die Entscheidung, gesunde und kariesfreie Zähne zu opfern, verlangt eine exakte Behandlungsplanung und die Berücksichtigung sehr verschiedener Faktoren.

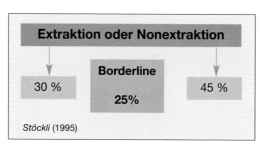

Abb. 80
Faktoren der Extraktion bleibender Zähne zum Ausgleich der Engstände

!

Extraktionsregeln:

- im Zentrum des Engstandes

- symmetrisch

- cave: Erhaltungsfähigkeit

- typisch: erste Prämolaren

Nach *Stöckli* ist die Entscheidung bei zwei Drittel der kieferorthopädischen Patienten relativ eindeutig. Eine besonders sorgsame Diagnostik ist in den so genannten Grenzfällen (»Borderline«) notwendig (Abb. 80).

Die Diskussion Extraktions- versus Nonextraktionstherapie ist so alt wie die kieferorthopädische Behandlung selbst. *Angle* sprach ein generelles Extraktionsverbot aus, während *Begg* bei etwa 90 % seiner Behandlungsfälle extrahierte. Von *Hotz* wurde das Konzept zur Steuerung der Gebissentwicklung mittels Reihenextraktion beschrieben: Während der Wechselgebissphase erfolgt die Extraktion der Milcheckzähne (Auflösen der frontalen Engstände), der ersten Milchmolaren und der ersten Prämolaren (Einordnen der Eckzähne in den Zahnbogen).

Steuerung der Gebissentwicklung durch Reihenextraktion

Stöckli gab 1995 an, bei zirka 30 % seiner Patienten bleibende Zähne zu entfernen (Abb. 80). Inzwischen konnte durch den Einsatz moderner Therapiemittel (Distalisierung, Slicing) die Notwendigkeit einer Zahnextraktion erheblich reduziert werden (etwa bei 10 % der Patienten).

Erhebliche Reduktion der Zahnextraktionen

!

Als morphologische Kriterien, die eher gegen eine Extraktionstherapie sprechen, gelten:

- ausgeprägter Distalbiss

- mandibuläre Prognathie (progener Formenkreis)

- skelettaler Tiefbiss

- Deckbiss

- nach hinten schiefes Rückgesicht

Wahl des Extraktionsobjektes

Grundsätzlich muss abgeklärt werden, ob die ersten Molaren langfristig erhaltungsfähig sind, bevor eine Extraktion der ersten Prämolaren erfolgt. Ein Zahnerhalt bis zur dritten Lebensdekade ist zu fordern. Hieraus ergibt sich die Notwendigkeit einer interdisziplinären Absprache zwischen Zahnarzt und Kieferorthopäde.

Erste Prämolaren

Die Extraktion sollte im Regelfall symmetrisch erfolgen. Eine einseitige Extraktion führt zur Abflachung des Zahnbogens und zur Mittellinienabweichung.

Symmetrische Extraktion

Häufig wird der erste Prämolar als Extraktionsobjekt gewählt, da im Eckzahngebiet der Platzmangel am deutlichsten ausgeprägt ist. Die Indikation für die Extraktion eines unteren Schneidezahnes ist sehr eng zu stellen. Nur bei einer ausgeprägten Staffelstellung ist die Auflösung des Engstandes durch die Entfernung eines Schneidezahnes gerechtfertigt. Eine Kontraindikation besteht bei Vorliegen einer Anomalie des progenen Formenkreises. Eine regelrechte und dauerhaft stabile Einstellung der Schneidezahnrelationen ist in diesen Fällen nur sehr eingeschränkt möglich.

Schneidezahn

Nach Extraktion bleibender Zähne muss die Therapie mit festsitzenden Apparaturen durchgeführt werden, denn die Kontrolle von Angulation und Torque ist unerlässlich (Abb. 81). Die achsengerechte Einstellung verlangt körperliche Zahnbewegungen, die vor allem in der Führungs- und Kontraktionsphase an starren Bögen erreicht werden. Die Verankerungsproblematik muss beachtet werden.

Festsitzende Apparaturen

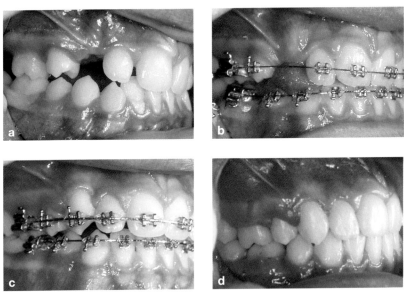

Abb. 81a bis d
Systematische Extraktionstherapie der ersten Prämolaren. Verzögerter Durchbruch
Zahn 13. Nach Zwischendiagnostik und radiologischer Kontrolle (OPG, FRS) wurde die
operative Freilegung notwendig.

Checkliste Diagnostik und Therapie des Platzmangels	
	Platzmangel
Ätiologie	primär Missverhältnis Zahn/Kiefergröße sekundär Folgen vorzeitigen Zahnverlusts tertiär Wachstum? Weisheitszähne? Rezidiv?
Symptome	Dreh-, Schachtel- und Kippstellungen Bukkal- oder Lingualstand Retention und Verlagerung
Modellanalyse	Platzangebot/-bedarf nach Segmentanalyse
FRS	alle skelettalen Konfigurationen möglich Bedeutung für Platzbilanz: OK1/NL, UK1/ML
Überweisungszeitpunkt	zweite Wechselgebissphase Erwachsenenbehandlung
Zahnärztliche Aspekte	Erhaltungsfähigkeit konservierend, endodontisch oder prothetisch versorgter Zähne cave: Zahntrauma
Therapiestrategie	abhängig von Ausprägung, Lokalisation (Grad I bis III) Protrusion, Nachentwicklung, Distalisierung, Ausnutzen Leeway-Space, Slicing, Extraktionstherapie

Behandlung des Platzüberschusses

Während der Engstand nahezu bei allen kieferorthopädischen Behandlungen eine Rolle spielt, ist der Platzüberschuss relativ selten und meist mit Nichtanlagen bleibender Zähne vergesellschaftet. Im Gegensatz zum Milchgebiss ist ein engstandsfreies und lückenloses permanentes Gebiss zu fordern.

Ätiologie, Symptomatik und Diagnostik

Das typische Symptom des Platzüberschusses ist die Lückenbildung. Vergleichbar mit dem Engstand kann ein »umgekehrtes« Missverhältnis zwischen Zahn- und Kiefergröße vorliegen (Abb. 82). Vor allem bei einer mandibulären Prognathie (progener Formenkreis) ist eine generalisierte lückige Zahnstellung im Unterkiefer, die bereits während der Wechselgebissphase im OPG mit einer weiten Keimstellung auffällt, Symptom für ein ungewöhnliches Wachstum der Mandibula.

Mandibuläre Prognathie

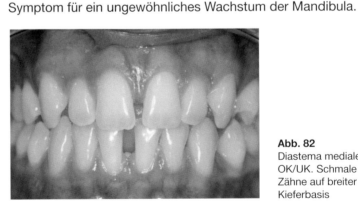

Abb. 82
Diastema mediale
OK/UK. Schmale
Zähne auf breiter
Kieferbasis

Diastema mediale

Ein Diastema mediale (Trema) kann Folge eines tief ansetzenden Lippenbändchens sein. Im Rahmen der klinischen Untersuchung fällt bei Abziehen der Oberlippe ein anämischer Bezirk im Bereich der Ansatzstelle am Alveolarfortsatz auf. Der Zeitpunkt für die chirurgische Lippenbandexzision liegt vor dem Durchbruch der oberen Eckzähne. Der Eingriff erfolgt als Y- oder Z-Plastik. Ein Selbstausgleich kann abgewartet werden. Radiologisch ist eine zusätzliche Zahnanlage (Mesiodens) auszuschließen. Differenzialdiagnostisch muss abgeklärt werden, ob »nur« eine übermäßige Protrusion der Schneidezähne vorliegt.

Platzüberschuss durch Nichtanlage bleibender Zähne

Eine sorgfältige Behandlungsplanung und das Abwägen verschiedener Faktoren ist vor allem bei Nichtanlagen oder traumatisch bedingten Frontzahnverlusten unabdingbar, um den Behandlungserfolg erreichen zu können (Abb. 83). Die Vor- und Nachteile der verschiedenen Behandlungsmöglichkeiten müssen im Einzelfall geprüft und eingehend mit dem Patienten und seinen Eltern beraten werden. So kann der kieferorthopädische Lückenschluss im Frontzahngebiet häufig nur mit einigen ästhetischen Kompromissen erfolgen, die nachfolgend konservierende oder prothetische Maßnahmen erfordern. Bei einer Nichtanlage im Seitenzahngebiet erlaubt die kieferorthopädische Behandlung dank der festsitzenden Apparaturen die körperliche Einordnung der Nachbarzähne und das Erreichen einer geschlossenen Zahnreihe.

Nichtanlage/traumatisch bedingter Frontzahnverlust

Kieferorthopädischer Lückenschluss

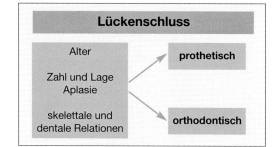

Abb. 83a und b
Möglichkeiten des Lückenschlusses (Abb. 83a).

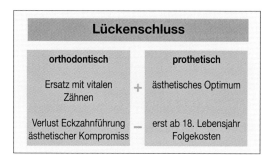

Abb. 83b
Vor- und Nachteile des kieferorthopädischen oder prothetischen Lückenschlusses

Bei Aplasie im Frontzahnbereich ist der Ersatz des Zahnes mit einem osseointegrierten Implantat zum Mittel der Wahl geworden. Trotz der Vorteile einer implantologischen Versorgung stellt der kieferorthopädische Lückenschluss eine Behandlungsalternative dar. Ästhetische Korrekturen können durch Rekonturierungen, Kompositaufbauten oder Veneers erreicht werden (»Checkliste Platzüberschuss«, S. 132).

In einer eigenen Nachuntersuchung konnte eine hohe Zufriedenheit mit dem erreichten Behandlungsergebnis nachgewiesen werden. Die Auswertung von Fragebögen zeigte, dass aus Sicht des Patienten der kieferorthopädischen Lückenschluss auch im Schneidezahngebiet in etwa 90 % der Fälle als gut und sehr gut eingeschätzt wird (*Bock* et al. 2005).

Behandlungsbeispiel

Ausgangsbefund und kieferorthopädischer Behandlungsbeginn

Ein 10-jähriger Junge zeigte folgende Befunde: Wechselgebiss, Angle-Klasse I, Aplasie Zahn 22, Hypoplasie 12. Diastema mediale im Oberkiefer, Lückeneinengung Zahn 43 und alveolär bedingte Mittellinienverschiebung im Unterkiefer. Patient und Eltern wurden über die verschiedenen Behandlungsmöglichkeiten aufgeklärt. Es ergaben sich zwei unterschiedliche Therapiewege:

- Ausformen der Zahnbögen, normgerechte Einordnung Zahn 23, Lückenöffnung Zahn 22, Ausgleich der Mittellinienverschiebung im Unterkiefer, Lückenöffnung Zahn 43 und prothetische Interimsversorgung bis zur implantologischen Versorgung nach Wachstumsabschluss oder

- kieferorthopädischer Lückenschluss im zweiten Quadranten mit kosmetischer Korrektur 23 und Verbreiterung des Zahnes 12, Ausgleichsextraktion Zahn 35

Der Patient und seine Eltern entschieden sich für den kieferorthopädischen Lückenschluss. Ausschlaggebend für diese Entscheidung war zum einen der Lückenschluss vor dem 18. Lebensjahr ohne Interimsversorgung, zum anderen waren finanzielle Aspekte und die Langzeitprognose maßgebend.

Die Behandlung wurde mit einer festsitzenden Apparatur durchgeführt. Vor der Extraktion des Zahnes 35 erfolgte das Einsetzen eines
Transpalatinalbogens und eines Lipbumpers, um eine vorzeitige und
unkontrollierte Mesialwanderung der Seitenzähne zu verhindern (Ver-
ankerungsverlust). Die aktive kieferorthopädische Behandlung nahm
18 Monate in Anspruch (Abb. 84).

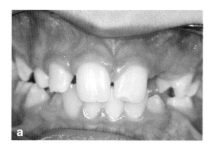
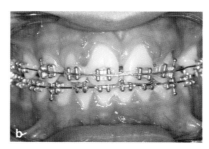
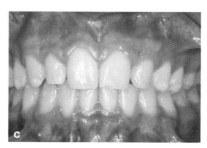

Abb. 84a bis c
Kieferorthopädischer Lückenschluss mit
festsitzender Apparatur

Checkliste Platzüberschuss		
	Platzüberschuss	
Ätiologie	angeboren	Missverhältnis Zahn/Kiefergröße, Prognathie
	erworben	Trauma, Protrusion, persistierendes Lippenbändchen
Symptome	lückige Zahnstellung	
Modellanalyse	Platzüberschuss, Tonn- oder Bolton-Diskrepanz	
FRS	Protrusion? Anzeichen mandibuläre Prognathie?	
Überweisungszeitpunkt	zweite Wechselgebissphase Erwachsenenbehandlung	
Zahnärztliche Aspekte	Lippenbandexzision nach Durchbruch der zweiten Schneidezähne konservierende Verbreiterung, prothetischer Ersatz	
Therapiestrategie	abhängig von Ausprägung, Lokalisation kieferorthopädischer Lückenschluss, Korrektur Achsenstellung/Angulation/Torque vorwiegend festsitzende Apparaturen	

Behandlung der Angle-Klasse II

Die Angle-Klasse II beschreibt eine Anomalie in der sagittalen Dimension. Es wird zwischen einer Distalokklusion (dental bedingt) und einem Distalbiss (skelettal bedingt, Rücklage des Unterkiefers) unterschieden. Außerdem wird entsprechend der Angle-Klassifikation in eine Angle-Klasse II/1 (mit Protrusion der Schneidezähne) und in eine Angle-Klasse II/2 (Deckbiss, Steilstand der Schneidezähne) differenziert.

Unterscheidung von Distalokklusion und Distalbiss

Ätiologie, Symptomatik und Diagnostik

Kennzeichen für eine Distalokklusion ist das Abweichen der Molaren- und Eckzahnbeziehung von einer normgerechten Verzahnung. Die Querfissur des unteren ersten Molaren liegt in Relation zum mesiobukkalen Höcker des oberen Sechsjahrmolaren zurück (Abb. 85). Das Abweichen nach distal wird in Prämolarenbreiten angegeben. Neben einer skelettalen Komponente kann eine Distalokklusion durch Mesialwanderungen der Seitenzähne verursacht sein.

Durch Mesialwanderungen oder skelettal bedingt

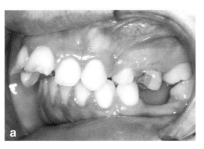 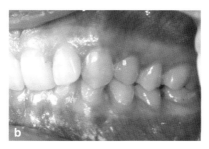

Abb. 85a und b
Angle-Klasse II/1 und Angle-Klasse II/2. Das Ausmaß wird durch die skelettale Fehllage des Unterkiefers und durch die Mesialwanderung der Seitenzähne bestimmt.

Anhand des Fernröntgenseitbildes wird die Bisslage bestimmt. Wichtigstes Kriterium einer skelettalen Angle-Klasse II sind ein vergrößerter ANB-Winkel (> 4°) oder eine Abweichung von der individuellen Norm (Harmoniebox). Außerdem kann mithilfe des FRS die Stellung der Schneidezähne (Protrusion und Retrusion) bestimmt werden.

Bestimmung der Bisslage durch FRS

Angle-Klasse II/1 vorwiegend exogen bedingt

Ätiologisch muss zwischen der Angle-Klasse II/1 und II/2 unterschieden werden. Die Angle-Klasse II/1 ist häufig durch exogene Faktoren bedingt. So führt ein über das dritte Lebensjahr hinausgehendes Lutschhabit zu einer Protrusion der oberen Schneidezähne, zu einem oberen Schmalkiefer und zu einer Unterkieferrücklage. Lippen- oder Wangenkauen können die Anomalie verstärken. Begleitsymptome sind der Tiefbiss, die Retrusion der unteren Schneidezähne und die vergrößerte sagittale Schneidekantenstufe (Overjet > 4 mm).

Angle-Klasse II/2 vorwiegend hereditär bedingt

Die Angle-Klasse II/2 (Deckbiss) ist überwiegend hereditär bedingt. Es lässt sich eine familiäre Häufung nachweisen. Oft ist ein Einbiss der unteren Schneidezähne in die palatinale Gingiva zu beobachten. Es wird zwischen einem schmalen (mittlere Schneidezähne) und einem breiten (alle Schneidezähne) Deckbiss unterschieden.

Therapeutische Strategie bei Angle-Klasse II/1

Aktivator zur Veränderung der UK-Lage

Andresen und *Häupl* entwickelten das Konzept der Funktionskieferorthopädie. Mithilfe einer herausnehmbaren Apparatur wird die Lage des Unterkiefers verändert (Aktivator).

In der Folgezeit wurde eine Vielzahl an Modifikationen vorgeschlagen, die vor allem eine Verbesserung der Trageeigenschaften und die Steigerung der Effektivität zum Ziel hatten. *Reichenbach* und *Brückl* machten darauf aufmerksam, dass der erfolgreiche Einsatz funktionskieferorthopädischer Geräte vor allem von einem rechtzeitigen Behandlungsbeginn (vor und während des pubertären Wachstumsschubes) und der intensiven Mitarbeit des Patienten abhängig ist.

Klinisches Vorgehen

Vorbereitend für die Bissumstellung kann eine transversale Nachentwicklung des Oberkiefers mit aktiven Platten notwendig sein (Pantoffelvergleich nach *Körbitz*).

Konstruktionsbiss-nahme

Zur Anfertigung eines funktionskieferorthopädischen Gerätes, wie dem elastisch-offenen Aktivator, ist die Konstruktionsbissnahme in Kopfbissstellung und eine seitliche Bisssperre von 4 bis 6 mm erforderlich. Eine gering überkorrigierte Einstellung kann erfolgen.

Die Patienten werden angehalten, das Gerät mindestens vier bis sechs Stunden am Tag und die ganze Nacht über zu tragen. Nach einer vierteljährigen Eingewöhnungszeit sollte das Gerät möglichst auch in der Schule getragen werden (Abb. 86).

Tragezeit: Tag und Nacht

In Abhängigkeit vom Ausgangsbefund beträgt die durchschnittliche Behandlungszeit etwa zwei Jahre bis zum Erreichen einer Neutralverzahnung. In der Mehrzahl der Fälle kann zur Stabilisierung des Behandlungsergebnisses das Gerät auch als Retentionsapparatur eingesetzt werden (»Checkliste Angle-Klasse II«, S. 139).

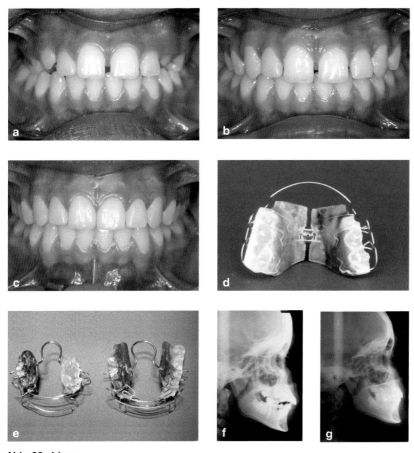

Abb. 86a bis g
Behandlung der Angle-Klasse II/1 (siehe auch »Therapieplanung«, Behandlungsbeispiel, S. 65 ff.). Distalokklusion zirka 1 Pb beidseits (Eckzahngebiet). Behandlung erfolgte mit einer OK-Dehnplatte mit seitlichen Aufbissen zur Überstellung des Kreuzbisses und zwei elastisch-offenen Aktivatoren. Der ANB-Winkel wurde um 2,2° verkleinert.

Harmonisierung

Im Verlauf der Behandlung mit einem funktionskieferorthopädischen Gerät lassen sich eine Harmonisierung insbesondere in der sagittalen Relation und die Annäherung an die entsprechenden klinischen Richtwerte im FRS nachweisen. Durch Einschleifen der Kunststoffanteile im Seitenzahngebiet ist eine Bisshebung möglich. Eine eigene Untersuchung konnte für den elastisch-offenen Aktivator nach *Klammt* eine skelettale Verbesserung feststellen (*Bock* et al. 2004). Zwar ergab sich in unserer Untersuchungsgruppe eine leichte Reduktion des SNA-Winkels, aber der Hauptanteil an der Bisslageumstellung ist in der Vorverlagerung des Unterkiefers zu sehen. Verglichen mit der Grazer Longitudinalstudie fällt die Verkleinerung des ANB-Winkels von durchschnittlich 2,7° auf.

Skelettale Verbesserung durch elastisch-offenen Aktivator

Verkleinerung des ANB-Winkels

Bei der Grazer Untersuchung von 317 unbehandelten Klasse-II/1-Patienten konnte keine wachstumsbedingte Abnahme des ANB-Winkels festgestellt werden. Die jährlich erreichte Verbesserung des ANB-Winkels während der Behandlung mit einem elastisch-offenen Aktivator lag bei 1,1°. Der skelettale Anteil beim Erreichen der Neutralokklusion betrug 72 % (Bestimmung nach *Drescher* und *Vardimon*). Die dem Aktivator allgemein zugeschriebene protrusive Wirkung auf die unteren Schneidezähne konnte in unserer Untersuchung nicht nachgewiesen werden. Für die Neigung der oberen Schneidezähne ergab sich eine signifikante Verkleinerung im Sinne einer Retrusion. Dieser dentoalveoläre Behandlungseffekt ist am Ausgleich der Anomalie beteiligt und trägt zur Normalisierung der sagittalen Schneidekantenstufe bei.

Retrusion der oberen Schneidezähne

Differenzialdiagnostisch ist abzuklären, ob während der Behandlung eine stärkere Einflussnahme auf das kaudoventral gerichtete Oberkieferwachstum notwendig ist. Unter Umständen können funktionskieferorthopädische Geräte mit einem Headgear kombiniert werden. Die extraorale Kraftapplikation führt zu einer Entwicklungshemmung (Verkleinerung des SNA-Winkels).

Kombination mit Headgear

Bei fehlender Bereitschaft zum Tragen eines funktionskieferorthopädischen Gerätes könnten festsitzende Apparaturen zum Erfolg führen. Wirkungsprinzip ist eine intermaxilläre Verbindung zwischen oberen ersten Molaren und unterem Eckzahn. Sie besteht aus federnden oder teleskopierenden Elementen (Herbstscharnier, Sabbagh-Feder, Jasper-Jumper, Flex Developer).

Dentoalveoläre Kompensation

Die erfolgreiche Behandlung einer Distalbisslage ist vom Stand des Körperwachstums abhängig. Bei erwachsenen Patienten besteht keine Möglichkeit der Bissumstellung ohne kieferchirurgischen Eingriff.

Erwachsene: keine Bissumstellung durch Kfo

Unter bestimmten Umständen ist es möglich, eine dentoalveoläre Kompensation zu erreichen (Abb. 87).

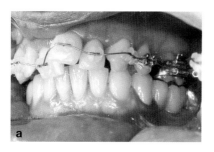
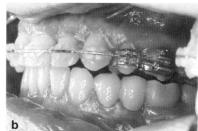

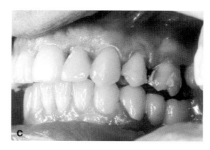

Abb. 87a bis c
Dentoalveolärer Ausgleich Klasse II/1, Extraktion Zahn 15. Maximale Verankerung (Nance-Apparatur). Nivellierungsphase (Abb. 87a) Abschluss Kontraktionsphase (Abb. 87b). Abschluss mit festsitzendem Retainer. Sicherungsaufklärung: Dauerhafte Retention, Dysgnathieoperation grundsätzlich notwendig (Abb. 87c)

In Abhängigkeit vom Weichteilprofil können folgende dentoalveoläre Kompensationen angestrebt werden:

- Extraktion der ersten Prämolaren

- Retrusion der OK-Schneidezähne nach Platzschaffung durch Slicing

- Distalisieren der Seitenzähne im Oberkiefer und anschließende Retrusion/Retraktion der Front

Die Aufklärung über die basalen Behandlungsaufgaben (Dysgnathieoperation), die Folgen der Nichtbehandlung und der Kosten muss eindeutig und gut dokumentiert werden.

Aufklärung v. a. über Folgen der Nichtbehandlung und der Kosten

Therapeutische Strategie Angle-Klasse II/2

Aufrichten der oberen Schneidezähne

Die Behandlung der Angle-Klasse II/2 folgt den Behandlungsprinzipien der Angle-Klasse II/1. Vor der Bissumstellung muss jedoch das Aufrichten der oberen Schneidezähne erfolgen. Hierbei ist zu prüfen, ob die apikale Basis (Wurzelgrund) für diese Protrusion ausreicht. Alternativ ist die Einstellung der Schneidezähne durch die Korrektur der Wurzelstellung (Torque) möglich.

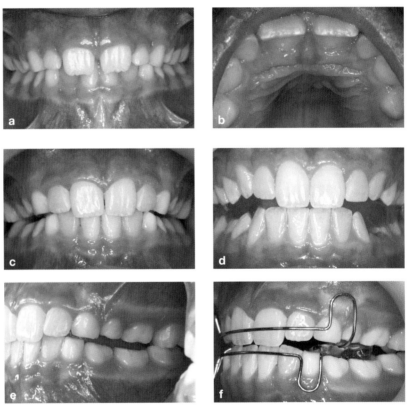

Abb. 88a bis f
Therapie Angle-Klasse II/2. Distalokklusion um 3/4 Pb, beidseitig tiefer Überbiss mit Einbiss in die Gaumenschleimhaut. Beginn mit OK-Platte und Protrusionselement (Abb. 88a und b). Danach Konstruktionsbiss und Einsatz eines elastisch-offenen Aktivators (Abb. 88d). Die Bissumstellung erfolgte innerhalb von zehn Monaten. Die seitlichen Aufbisse wurden sukzessive eingeschliffen, um eine indirekte Bisserhöhung durch die Elongation der ersten Molaren zu erreichen. Zeichen für den Behandlungserfolg: Bei Umstellung einer Klasse II entsteht sehr häufig ein seitlich offener Biss. Es findet keine Elongation der Milchmolaren statt. Während des weiteren Zahnwechsels ist das Tragen des Gerätes unabdingbar, um eine interokklusale Einlagerung der Zunge zu verhindern (Abb. 88e bis f).

Checkliste Angle-Klasse II	
	Angle-Klasse II
Ätiologie	angeboren II/2 (Deckbiss), einige Formen II/1 erworben II/1 (Lutschhabit, Fehlhaltung, Fehl- funktion)
Symptome	vergrößerte sagittale Schneidekantenstufe (II/1) Tiefbiss oder Deckbiss (II/2) Distalokklusion im Eck- und Molarengebiet (in Pb)
Modellanalyse	Mesialwanderungen (?), Mittellinienabweichung transversale Enge OK
FRS	Protrusion, ANB > 4° (II/1) Retrusion, ANB > 4° (II/2)
Überweisungszeitpunkt	Frühbehandlung (D5, Stufe > 9 mm) zweite Wechselgebissphase (D4, D5, T3) Erwachsenenbehandlung (D4/5 OP-Fall)
Zahnärztliche Aspekte	Habitkontrolle, Korrektur Fehlhaltung/-funktion rechtzeitige Überweisung (Schutz vor Trauma, Verlust Zahnhartsubstanz)
Therapiestrategie	Ausnutzen Wachstum Angle-Klasse II/2: Korrektur Schneidezähne Bissumstellung mit Fko Kontrolle Angulation/Torque mit festsitzenden Apparaturen nach 18. Lebensjahr Dysgnathieoperation oder dentoalveoläre Kompensation

Behandlung der Angle-Klasse III

Die Behandlung einer skelettal bedingten Angle-Klasse III gehört zu den schwierigen Behandlungsaufgaben. Nach *Schulze* sollte die Behandlung so früh wie möglich und so lange wie nötig andauern. Meist ist ein zeitiger Behandlungsbeginn indiziert, um Zwangsbisse zu korrigieren und ein normgerechtes Wachstum zu erreichen. Häufig muss die Behandlung mit Unterbrechungen bis zum Abschluss des Körperwachstums fortgesetzt werden. Bei einer ausgeprägten Angle-Klasse III ist eine kieferorthopädisch-kieferchirurgische Kombinationsbehandlung notwendig.

Ätiologie, Symptomatik und Diagnostik

Die Angle-Klasse III ist durch eine Mesialokklusion im Molaren- und Eckzahngebiet gekennzeichnet (Abb. 89 und 90). Begleitend fällt häufig ein unterer Frontzahnvorbiss (frontaler Kreuzbiss) auf. Zusätzlich können ein seitlicher Kreuzbiss und ein offener Biss vorliegen.

Progenie

Die Bezeichnung Progenie bezieht sich auf ein vorstehendes Kinn und erfasst nicht die eigentliche skelettale Ursache. Als »echte« Progenie wird das übermäßige Wachstum des Unterkiefers bezeichnet. Die skelettalen Abweichungen des Ober- und/oder Unterkiefers sind vorwiegend erblich bedingt.

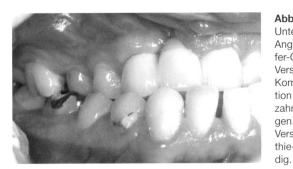

Abb. 89
Unterer Frontzahnvorbiss. Angle-Klasse III. Lippen-Kiefer-Gaumen-Spalte rechts. Versuch der dentoalveolären Kompensation durch Extraktion eines unteren Schneidezahnes alio loco fehlgeschlagen. Ungünstige prothetische Versorgung. Nach Dysgnathie-OP erneuter ZE notwendig.

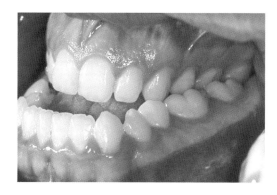

Abb. 90
Ausgeprägte Angle-Klasse
III. Zirkulärer Kreuzbiss.
Extremer Schmalkiefer OK
mit Extraktion der ersten
Prämolaren alio loco

Im Fernröntgenseitbild lässt sich ein negativer ANB-Winkel (skelettaler Mesialbiss) feststellen. Unter dem Oberbegriff »progener Formenkreis« (nach *Bimler*, modifiziert) werden verschiedene skelettale Konfigurationen zusammengefasst.

Progener
Formenkreis

Progener Formenkreis:

- Einzelzahnabweichung

- progener Zwangsbiss

- Verkürzung des Oberkiefers (maxilläre Mikrognathie)

- Rücklage des Oberkiefers (maxilläre Retrognathie)

- Verlängerung des Unterkiefers (mandibuläre Makrognathie)

- Vorverlagerung des Unterkiefers (mandibuläre Prognathie)

- Kombinationsformen

Zahnnichtanlagen und Lippen-Kiefer-Gaumen-Spalten (auch die Mikroformen) können zu einer Unterentwicklung des Oberkiefers führen (maxilläre Mikro- und Retrognathie, Pseudoprogenie). Klinisch müssen die skelettal bedingten Anomalien von Abweichungen der Zahnstellungen unterschieden werden. Ein progener Zwangsbiss ist nur während des Mundschlusses zu beobachten und ist gekennzeichnet durch das Abgleiten in einen unteren Frontzahnvorbiss mit dem Erreichen der habituellen Okklusion. Ein dental bedingter frontaler Kreuzbiss zeigt eine regelrechte Verzahnung der Seitenzähne und lässt

Unterentwicklung
des Oberkiefers

sich mit der palatinalen Lage der Schneidezähne und einem gestörten Zahnwechsel erklären.

Therapeutische Strategien

Die Prognose für den Behandlungserfolg ist bei Vorliegen einer überwiegend dentalen Ursache wesentlich günstiger. Von großer Bedeutung ist es allerdings, dass ein frontaler Kreuzbiss und ein progener Zwangsbiss so früh wie möglich – bereits im Milchgebiss – behandelt werden, um eine Manifestation und ein ungünstiges Kieferwachstum zu verhindern (Abb. 91 und »Checkliste Angle-Klasse III«, S. 145).

Bereits im Milchgebiss behandeln

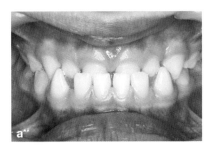
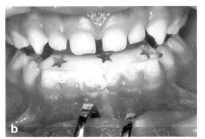
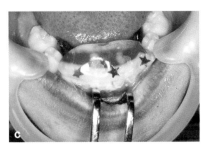
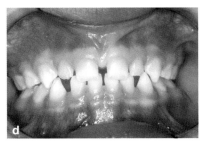
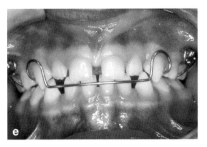

Abb. 91a bis e
Frühbehandlung – progener Formenkreis. Festsitzende schiefe Ebene. Nach zwei Monaten mit regelmäßigen Kontrollen Überstellung erreicht. Retention mit OK-Platte mit Protrusionselement und Gegenkieferbügel

Die Behandlung kann mit herausnehmbaren Apparaturen (schiefe Ebene, Protrusionselemente OK, Gegenkieferbügel) oder funktionskieferorthopädischen Geräten (Funktionsregler Typ III, Umkehrbionator) durchgeführt werden (Abb. 92).

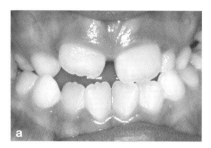
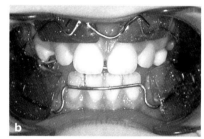
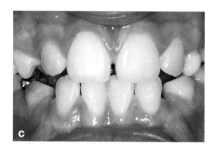

Abb. 92a bis c
Angle-Klasse III. Einstellung eines knappen Überbisses mit dem Funktionsregler Typ III nach *Fränkel*

Liegt eine skelettale Ursache vor, so ist die Behandlung erheblich aufwändiger und nimmt eine längere Zeit in Anspruch. Im Vordergrund steht dabei, die Entwicklungshemmungen des Oberkiefers aufzuheben und das übermäßige Wachstum des Unterkiefers zu bremsen. Neben den funktionskieferorthopädischen Geräten (Funktionsregler Typ III, Umkehrbionator) ist es möglich, extraorale Kräfte (Delaire-Maske, Kopf-Kinn-Kappe) anzuwenden (Abb. 93).

Skelettale
Ursachen

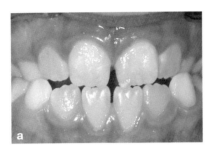
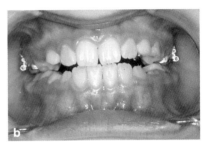
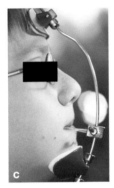
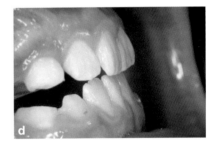

Abb. 93a bis d
Behandlung mit Gaumennaht-Erweiterungsapparatur und Delaire-Maske (Abdruck mit freundlicher Genehmigung des Quintessenz Verlages, siehe Anhang).

Checkliste Angle-Klasse III	
	Angle-Klasse III
Ätiologie	überwiegend angeboren
	familiäre Häufung
	Zungendysfunktion, zu große Zunge
Symptome	unterer Frontzahnvorbiss
	Mesialokklusion im Eck- und Molarengebiet (in Pb)
Modellanalyse	Durchbruchsstörung
	transversale und sagittale Enge OK
FRS	ANB < 0°
	Retrusion OK, Retrusion oder Protrusion UK
	horizontales Wachstum, Längenrelationen Kieferbasen
Überweisungszeitpunkt	so früh wie möglich
	Frühbehandlung (M4, M5)
	zweite Wechselgebissphase (M4, M5)
	Erwachsenenbehandlung (M4/M5 OP-Fall)
Zahnärztliche Aspekte	Kontrolle Zwangsbiss
	rechtzeitige Überweisung (bereits im Milchgebiss)
	Vorsicht bei Extraktionen
Therapiestrategie	Förderung Wachstum Oberkiefer
	Hemmung/Umleitung Wachstum Unterkiefer
	Einzelzahnüberstellung (aktive Platte, Teilbogen)
	Funktionskieferorthopädie
	extraorale Geräte (Delaire-Maske)
	nach 18. Lebensjahr Dysgnathieoperation

Behandlung des offenen Bisses

Fehlender
Okklusionskontakt

Der offene Biss ist definiert als der fehlende Okklusionskontakt zwischen oberen und unteren Front- oder Seitenzähnen. In Extremfällen kann ein so genannter zirkulär offener Biss vorliegen, ein Okklusionskontakt ist bis auf die letzten oder vorletzten Molaren nicht möglich.

Grundsätzlich handelt es sich um eine prognostisch schwierig einzuschätzende Dysgnathie.

Der dental offene Biss ist hauptsächlich Folge von Lutschhabits. Gelingt das Abstellen der Lutschunart, so ist ein Selbstausgleich möglich. Bei einer ausgeprägten vertikalen Entwicklung des Gesichtsschädels liegt ein skelettal bedingter offener Biss vor. Eine erfolgreiche Behandlung ist erst mit einer kieferorthopädisch-kieferchirurgischen Kombinationsbehandlung möglich (Abb. 94).

Ätiologie, Symptomatik und Diagnostik

Große Bedeutung
des Lutschens

Die große Bedeutung des Lutschens an Fingern und Gegenständen für die Entstehung eines vorwiegend dental offenen Bisses wurde bereits dargestellt. *Paulerberg* (2000) wies bei 1000 Hallenser Kindergartenkindern altersabhängige Häufigkeiten nach, die auf den sinkenden Einfluss der Habits zurückzuführen sind. So fand *Paulerberg* in der Altersgruppe der Dreijährigen bei 11,6 %, jedoch für Sechsjährige nur bei 4,1 % der Probanden einen offenen Biss. Eine Abnahme der Anomalie vom Milchgebiss (15 %) zum bleibenden Gebiss (1,5 %) bestätigte ebenfalls eine Untersuchung von *Harzer* et al. (1989).

Mundatmung

Auf die Rolle der Mundatmung beziehungsweise einer offenen Mundhaltung wurde in einer Reihe anderer Untersuchungen hingewiesen. In einem Tierexperiment gelang es *Harvold* (1973) durch Verlegen der hinteren Nasenwege bei Rhesusaffen, einen offenen Biss zu erzeugen. Klinische Studien konnten die ungünstige Wirkung von adenoiden Veränderungen beziehungsweise der Mundatmung auf die Gebissentwicklung aufzeigen.

Fränkel wies auf den Zusammenhang zwischen offenem Biss und funktionellen beziehungsweise muskulären Dysbalancen des orofazialen Systems hin (viszerales Schlucken, habituelle oder konstitutionelle Mundatmung, fehlerhafter Sprachlautbildung und Zungenpressen).

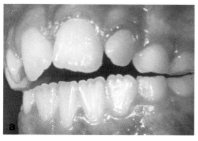 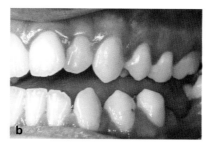

Abb. 94a und b
Dental bedingter frontal offener Biss. Lutschhabit bis zum zwölften Lebensjahr (Abb. 94a). Skelettal bedingter zirkulär offener Biss mit ausgeprägt vertikalem Gesichtsschädelaufbau (Abb. 94b).

Neben der klinischen Befunderhebung ist das Fernröntgenbild für die differenzialdiagnostische Beurteilung unerlässlich. Ein dental offener Biss zeichnet sich vor allem durch eine Protrusion der Schneidezähne aus. Die Neigungswinkel für die obere und untere Kieferbasis (NL/NSL-Winkel, und ML/NSL-Winkel) liegen im Normwertbereich (innerhalb der Harmoniebox).

> *Kephalometrische Kennzeichen für einen skelettal offenen Biss sind:*
>
> - anteriore Rotation des Oberkiefers (NL/NSL < 6°)
> - posteriore Rotation des Unterkiefers (ML/NSL <30°)
> - Kombinationsform
> - vergrößerter Basiswinkel (ML-/NL-Winkel)
> - vergrößerter Kieferwinkel
> - vertikaler Gesichtsschädelaufbau (Index, Ratio verkleinert)

!

Eine eigene Untersuchung ergab, dass etwa die Hälfte aller Patienten mit einem skelettal offenen Biss eine posteriore Rotation des Unterkiefers als markante kephalometrische Abweichung aufweist. Außerdem konnte gezeigt werden, dass der skelettal offene Biss auffällig häufig mit einer Angle-Klasse III verbunden ist. Interessanterweise konnten keine signifikanten Unterschiede zwischen dental und skelettal offenem Biss für die dentalen Messwerte Overbite und Overjet gefunden werden. Die Größe des offenen Bisses lässt somit keine Rückschlüsse auf den skelettalen Charakter der Anomalie zu (*Bock* et al. 2005).

Durch Größe des offenen Bisses keine Rückschlüsse auf skelettalen Charakter der Anomalie

Therapeutische Strategien

Bei Vorliegen eines dental offenen Bisses stehen das Abgewöhnen der Habits und die achsengerechte Einstellung der Schneidezähne im Vordergrund.

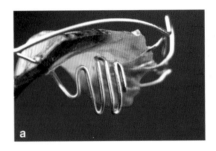
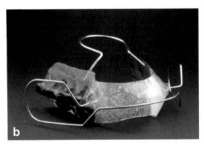
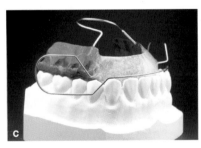
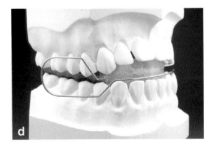

Abb. 95a bis d
Aktive Platte mit Zungengitter (Abb. 95a). Abschirmbionator nach *Balters*. Im Gegensatz zum Grund- und Umkehrgerät ist der frontale Okklusionsraum mit Kunststoffanteilen gesperrt. Eine Retrusion der Schneidezähne ist möglich, da kein Kunststoff direkt anliegt.

Eindringliche Ermahnung des Kindes

Durch eindringliche Ermahnung des Kindes und der ausführlichen Aufklärung der Eltern kann das Lutschen bereits abgewöhnt werden. Um eine ungünstige Entwicklung während der Wechselgebissphase zu vermeiden, werden verschiedene herausnehmbare Apparaturen eingesetzt (Abb. 95).

Neben aktiven Platten, die zum Beispiel mit Zungengittern oder einem Verlängerungslabialbogen (Ø 0,5 fdh-Draht, T-Loops und Attachments auf den Schneidezähnen) versehen werden, kann auch die Anwendung eines Abschirmgerätes nach *Balters* zum Erfolg führen (Abb. 96). Dabei bietet sich außerdem die Möglichkeit, auf die Funktion der Zunge beim Schlucken und Sprechen Einfluss zu nehmen.

Zungengitter

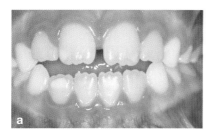
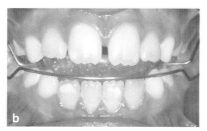
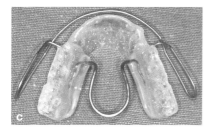
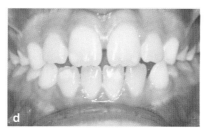

Abb. 96a bis d
Erfolgreiche Behandlung eines dental offenen Bisses mit dem Abschirmbionator nach Balters. Zwischenergebnis nach knapp einem Jahr

Nachteil dieser kieferorthopädischen Apparaturen ist jedoch die Abhängigkeit des Behandlers von der Mitarbeit des Patienten. Deshalb wurden bisher auch eine Reihe festsitzender Geräte vorgeschlagen, die das Abstellen der Lutschgewohnheit und die Korrektur einer Zungenfehlfunktion erreichen.

Eine Möglichkeit stellte *Viazis* 1991 mit der Thumbsucking-Control-Appliance (TCA) vor. Dabei wird über einen Palatinalbügel mit einer anterioren Erweiterung die Sperrung des frontalen Interokklusalabstandes erreicht. Klinisch bewährt hat sich der Einsatz dieser Apparatur bei Patienten ab dem zehnten Lebensjahr (*Bock* et al. 2003).

Thumbsucking-Control-Appliance

Behandlung skelet-
tal offener Biss
schwierig

Die Behandlung eines skelettal offenen Bisses ist weitaus schwieriger und prognostisch nicht sicher abzuschätzen. Mithilfe extraoraler Apparaturen (Headgear, Delaire-Maske) kann versucht werden, das Wachstum des nasomaxillären Komplexes zu beeinflussen. Entsprechend dem Kraftansatzpunkt und der Verankerungssituation kann mit dem Headgear eine Intrusion der Molaren oder mit der Delaire-Maske eine Extrusion der Schneidezähne erreicht werden (Einzelzahnbewegungen mit niedrigen Kräften, rezidivanfällig). Neben der skelettalen Komponente liegen zumeist auch dentale Abweichungen vor. Durch die achsengerechte Einstellung der Schneidezähne kann in engen Grenzen auch ein skelettal offener Biss durch einen dentoalveolären Ausgleich (Extraktionstherapie) korrigiert werden (Abb. 97 und »Checkliste offener Biss«, S. 151).

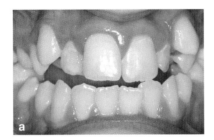 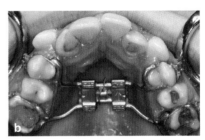

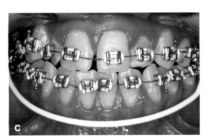 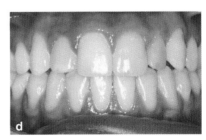

Abb. 97a bis d
Behandlung eines frontal offenen Bisses durch Extraktion der ersten Molaren. Die Überstellung eines Kreuzbisses erfolgte mit einer Gaumennaht-Erweiterungsapparatur. Trotz der deutlichen transversalen Erweiterung konnte keine ausreichende Lückenöffnung für die oberen Eckzähne erreicht werden. Die systematische Extraktion der Molaren erfolgte wegen frühzeitiger kariöser Zerstörung.

Checkliste offener Biss	
	Offener Biss
Ätiologie	dental: erworben
	skelettal: angeboren, familiäre Häufung
Symptome	fehlende Okklusionsbeziehung
	frontal offen, seitlich offen, zirkulär offen
Modellanalyse	Durchbruchsstörung
	Infraposition
FRS	ML/NL-Winkel > 24°
	Protrusion der Schneidezähne
	vertikales Wachstum,
	Index und Ratio verkleinert
Überweisungszeitpunkt	Frühbehandlung (O4) zur Korrektur von Habits
	frühe Behandlung (O5)
	zweite Wechselgebissphase (O3, O4, O5)
	Erwachsenenbehandlung (O5 OP-Fall)
Zahnärztliche Aspekte	Aufklärung Habits (Lutschen, Schlucken)
	Überweisung HNO, Logopädie
	Mundhygiene eingeschränkt bei Mundatmung
Therapiestrategie	dental: Habitkontrolle, korrekte Einstellung Schneidezähne
	skelettal:
	Intrusion Molaren, Extrusion Schneidezähne
	Extraktionstherapie (?)
	Umleitung Wachstum Unterkiefer
	Funktionskieferorthopädie
	nach 18. Lebensjahr Dysgnathieoperation

Behandlung lateraler Okklusionsstörungen

Die lateralen Okklusionstörungen beziehen sich auf Abweichungen in der transversalen Dimension. Sie reichen von der bukkalen Nonokklusion über den Kopf- oder Kreuzbiss bis hin zur lingualen Nonokklusion. Diese Anomalien treten in allen Gebissphasen auf und können einzelne Zähne oder ganze Zahngruppen betreffen (Abb. 98 und 99).

Auftreten in allen Gebissphasen

Ätiologie, Symptomatik und Diagnostik

Die Ursachen für laterale Okklusionsstörungen sind vielfältig. Als dentale Faktoren kommen ein gestörter Zahnwechsel und der primäre oder sekundäre Engstand infrage. Exogene Einflüsse, wie ein langjähriges Lutschhabit oder Wangensaugen, führen zur Entwicklung eines oberen Schmalkiefers und zu einer Kreuzbissverzahnung (Abb. 98).

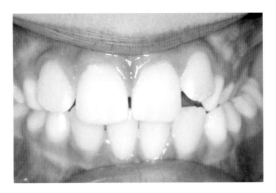

Abb. 98
Einseitiger Kreuzbiss mit mandibulärer Mittellinienverschiebung

Wachstumsbedingte Störungen

Laterale Okklusionsstörungen können auch ein Zeichen für wachstumsbedingte Störungen zwischen Ober- und Unterkiefer sein. So ist nach *Schulze* der laterale Kreuzbiss ein Mikrosymtom für den progenen Formenkreis und kann Symptom für einen zu kleinen Oberkiefer beziehungsweise für ein überschießendes Wachstum des Unterkiefers sein.

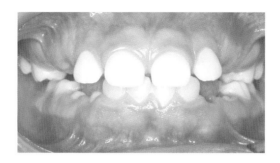

Abb. 99
Bukkale Nonokklusion der
Zähne 65 und 16. Diastema
mediale OK

In seltenen Fällen können Faktoren außerhalb der Zahnreihe die Ent- Faktoren außerhalb
stehung lateraler Okklusionstörungen bedingen (Abb. 100 und 101). der Zahnreihe
Dazu gehören die Unterentwicklung einer Seite (hemifaziale Hypoplasie, Franceschetti-Syndrom, Folgen von Trauma oder Osteomyelitis im
Kindesalter) oder die Überentwicklung einer Seite (kondyläre pseudo-
tumeröse Hyperplasie, Osteome).

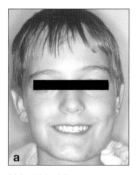
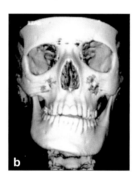
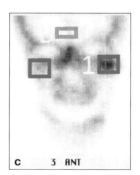

Abb. 100a bis c
Extraorale Ansicht, CT-Rekonstruktion und Szintigramm bei einer Laterognathie aufgrund einer kondylären pseudotumerösen Hyperplasie links. Im Szintigramm ist im linken Kiefergelenkbereich eine wesentlich höhere Stoffwechselaktivität nachweisbar.

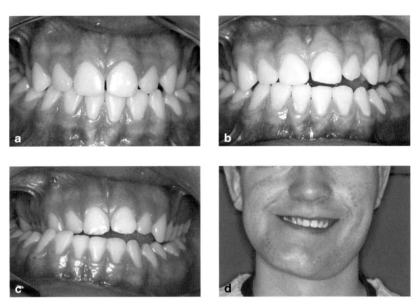

Abb. 101a bis d
Intraorale Ansicht im Alter von 14 Jahren und 16 Jahren (nach chirurgischer Entfernung der kondylären Hyperplasie) und 21 Jahren. Trotz kieferchirurgischem Eingriff erhebliche Überentwicklung der linken Seite mit Bissöffnung und Laterognathie

Diagnostik

Zu den diagnostischen Aufgaben bei Vorliegen einer lateralen Okklusionsstörung gehören die extraorale Untersuchung (Gesichtsasymmetrien), die anamestische Abklärung (familiäre Häufung, Trauma) und die klinische Prüfung auf Zwangsführungen. Im Rahmen der Modellanalyse ist auf Zahnwanderungen, Durchbruchstörungen und die differenzialdiagnostische Abklärung der Mittellinienverschiebungen (alveolär/mandibulär) zu achten.

Kreuzbiss ein Mikrosymptom der Progenie

Die Auswertung des Fernröntgenseitbildes ist von besonderer Bedeutung. In einer eigenen Untersuchung von 200 Patienten mit ein- und beidseitigem Kreuzbiss konnte nachgewiesen werden, dass 33 % der Probanden einen ANB-Winkel kleiner als 2° aufwiesen. Für 14 % der Patienten konnte eine skelettale Mesialbisslage festgestellt werden. Im Vergleich zu einem unselektierten Patientengut (4,1 %) wurde die These von *Schulze*, der den Kreuzbiss als ein Mikrosymptom der Progenie ansah, bestätigt (*Bock* et al. 2004).

Außerdem ist die vertikale Dimension zu beachten. Bei einer Überstellung des Kreuzbisses besteht immer die Gefahr einer dauerhaften Bissöffnung.

Therapeutische Strategien

Die Therapie kann mit herausnehmbaren und festsitzenden Behandlungsmitteln erfolgen (Abb. 102, 103 und »Checkliste laterale Okklusionsstörung«, S. 157). Liegt eine Einzelzahnabweichung vor, so wird die Überstellung eines Kreuzbisses beziehungsweise einer bukkalen Nonokklusion mit Criss-Cross-Gummizügen erreicht. Voraussetzung dafür sind ausreichende Platzverhältnisse für den zu überstellenden Zahn.

Die Korrektur einer lateralen Okklusionsstörung ist bereits im Milchgebiss indiziert, da ein Selbstausgleich nicht zu erwarten ist und die Seitabweichung des Unterkiefers zu einer skelettalen Manifestation führt.

Korrektur bereits im Milchgebiss indiziert

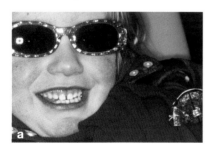 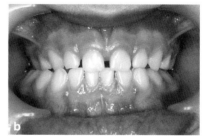

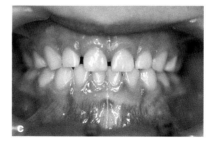

Abb. 102a bis c
Überstellung eines rechtsseitigen Kreuzbisses mit Dehnplatte und seitlichen Aufbissen. Innerhalb von sechs Monaten sind das Behandlungsziel und eine Verbesserung der Mittellinienabweichung erreichbar.

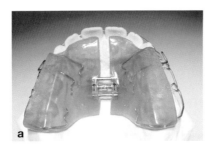
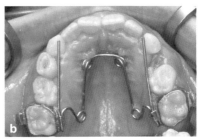
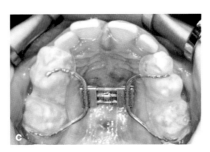
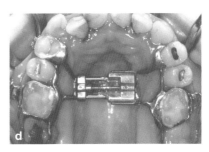

Abb. 103a bis d
Intraorale Behandlungsgeräte zur Überstellung eines Kreuzbisses. OK-Dehnplatte mit
seitlichen Aufbissen. Bei Einsetzen der Platte ist darauf zu achten, dass möglichst alle
Zähne des Unterkiefers Kontakt haben (Abb. 103a). Quadhelix als Retentionsgerät oder
zum Ausgleich überwiegend gekippter Zähne (Abb. 103b). Gaumennahterweiterungsapparatur mit Kappenschiene (Abb. 103c). Festsitzende Gaumennahterweiterungsapparatur (Abb. 103d)

Checkliste laterale Okklusionsstörung	
	Laterale Okklusionsstörung
Ätiologie	dental: erworben
	skelettal: hemifaziale Über- oder Unterentwicklung
Symptome	bukkale Nonokklusion – Kopfbiss – Kreuzbiss – linguale Nonokklusion
	einseitig, beidseitig
Modellanalyse	primärer oder sekundärer Engstand
	Durchbruchsstörung
	alveoläre oder mandibuläre Mittellinienabweichung
FRS	Mikrosymptom progener Formenkreis (?)
	vertikales Wachstum?
Überweisungszeitpunkt	Frühbehandlung (K4)
	frühe Behandlung (K4)
	zweite Wechselgebissphase (K3, K4, B4)
	Erwachsenenbehandlung (K4, B4 OP-Fall)
Zahnärztliche Aspekte	Aufklärung Habits (Lutschen, Schlucken)
	Abklärung Trauma, Fko nach Trauma
Therapiestrategie	dental: Aufrichten der Seitenzähne mit herausnehmbaren Apparaturen oder Quadhelix
	skelettal:
	körperliche Nachentwicklung (OK: GNE)
	Mittellinienkorrektur durch Funktionskieferorthopädie
	nach 18. Lebensjahr Dysgnathieoperation

Kieferorthopädische Behandlung nach Trauma

Häufig fehlende
Abstützung der
oberen Frontzähne

Traumatische Verletzungen der Zähne werden durch Schlag- oder Sturzverletzungen bedingt[1]. Häufig ist zu beobachten, dass neben der exogenen Krafteinwirkung eine fehlende Abstützung der oberen Frontzähne vorliegt. Bereits bei einer vergrößerten sagittalen Schneidekantenstufe von mehr als 4 mm steigt das Verletzungsrisiko erheblich an.

Als präventive Maßnahmen sind die funktionskieferorthopädische Korrektur der Unterkieferrücklage und der Einsatz von Mundschutz-Apparaturen bei Ausüben von Risikosportarten wie Fußball, Eishockey oder Boxen anzusehen.

Kontroverse Beurteilung der Behandlungskonzepte

Die unterschiedlichen Behandlungskonzepte bei einem traumatischen Frontzahnverlust im Kindes- und Jugendalter werden kontrovers beurteilt und sind eng mit der Diskussion um die Therapiestrategien bei Nichtanlagen verbunden. Die langfristige Erhaltungsfähigkeit traumatisch geschädigter Zähne ist nicht immer sicher beurteilbar. Insbesondere bei der Notwendigkeit einer endodontischen Versorgung vor dem Abschluss des Wurzelwachstums bleibt ein dauerhafter Zahnerhalt fraglich. Besteht zusätzlich die Indikation für eine Extraktionstherapie, so muss die Extraktion des geschädigten Frontzahnes erwogen werden (»Checkliste Frontzahntrauma«, S. 161).

Behandlungsbeispiel

Befund

Sechs Monate nach einem Unfall erfolgte die erste klinische Untersuchung eines 11-jährigen Jungen (Abb. 104), bei dem eine Angle-Klasse II/1 vorlag (*Bock* et al. 2003). Zahn 11 wurde direkt nach dem Trauma reimplantiert, musste aber nach zwei Monaten entfernt werden. Die endodontische Versorgung des Zahnes 21 war noch nicht abge-

[1] Text und Abbildungen mit freundlicher Genehmigung des Quintessenz Verlages auszugsweise entnommen aus: *Bock, J. J.,* et al: Die kieferorthopädische und zahnmedizinische Behandlung bei traumatischem Schneidezahnverlust. Quintessenz 54 (9): 71–76 (2003)

schlossen. Durch das breite Foramen apikale wurde die Prognose für den Erfolg der Wurzelkanalbehandlung eingeschränkt.

Erstes Behandlungsziel aus kieferorthopädischer Sicht stellte die Umstellung der Bisslage dar. Sie erfolgte mit einem elastisch-offenen Aktivtor. Nach knapp zwei Jahren konnte die funktionskieferorthopädische Behandlung mit Erreichen einer Neutralokklusion und einer Basshebung abgeschlossen werden.

Behandlungsziel Kfo

Zu diesem Zeitpunkt musste aufgrund von Schmerzen und einem Lockerungsgrad 2 der Zahn 21 entfernt werden. Die Auswertung der Zwischenbefunde ergab zwei Behandlungsoptionen:

- Ausformen der Zahnbögen, Offenhalten der Schneidezahnlücken und prothetische Interimsversorgung oder

- kieferorthopädischer Lückenschluss mit Verbreiterung der Zähne 12, 22 und Extraktionen im Unterkiefer (Zähne 35, 45)

Es erfolgte eine umfassende Aufklärung über die Risiken und Nebenwirkungen der jeweiligen Therapieentscheidungen (*Bock* et al. 2003). Die Eltern und der Patient entschieden sich für den kieferorthopädischen Lückenschluss.

Therapieentscheidung

Während der festsitzenden Behandlung trat trotz intensiver Mundhygieneanleitungen eine zunehmende Ginigvahyperplasie auf. Nach etwa zehn Monaten mussten die durchgehenden Bögen entfernt werden, um eine professionelle Zahnreinigung durchführen zu können. Außerdem wurden die seitlichen oberen Schneidezähne mit Kompositaufbauten zu mittleren Schneidezähne umgeformt. Eine Ginigva-Fibromatose wurde klinisch und histologisch ausgeschlossen. Nach Abschluss der Parodontalbehandlung wurde die kieferorthopädische Therapie fortgesetzt. Trotz aller Bemühungen nahm die Ginigvahyperplasie wieder zu und der frontale Lückenschluss musste in kürzester Zeit abgeschlossen werden.

Behandlungsablauf

Unmittelbar nach der Entbänderung erfolgten eine Frenektomie und eine chirurgische Remodellation der Gingiva mithilfe eines hoch gepulsten Diodenlasers.

Etwa sechs Wochen nach Entbänderung bildete sich ein Rezidiv im oberen Schneidezahnbereich. Als Ursachen kamen neben dem unzureichenden Tragen der Retentionsplatte aufgrund des oralchirurgischen Eingriffs auch die unvollständige körperliche Mesialisierung der zweiten Schneidezähne infrage. Außerdem war röntgenologisch eine Lamina dura in der Region 21 erkennbar. Mithilfe herausnehmbarer Apparaturen wurde dieses Rezidiv wieder geschlossen. Knapp 14 Monate nach Abschluss aller Behandlungsmassnahmen liegen stabile okklusale Relationen vor. Der Patient und seine Eltern sind mit dem erreichten Behandlungsergebnis sehr zufrieden.

Fazit

Im vorgestellten Fallbeispiel ist die ausgeprägte ginigivale Hyperplasie als eine unerwartete und seltene Komplikation anzusehen. *Reichert* und *Schaller* (2001) zeigten, dass in Einzelfällen diese ginigivale Hyperplasien während einer hormonellen Umstellungsphase, zum Beispiel in der Pubertät, auftreten können. Die Gingivahyperplasie führte zu einer Behandlungspause und erzwang einen zügigen Behandlungsabschluss, sodass eine vollständige körperliche Mesialisierung der Schneidezähne nicht erfolgen konnte.

Die seltene Komplikation einer ausgeprägten gingivalen Hyperplasie während einer Multiband-Behandlung konnte nur durch das gute interdisziplinäre Zusammenspiel zwischen Hauszahnarzt und Kieferorthopäden bewältigt werden. Trotz dieser Behinderung des Behandlungsablaufes konnte ein stabiles und ästhetisch akzeptables Ergebnis erzielt werden.

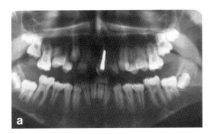
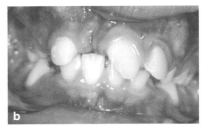
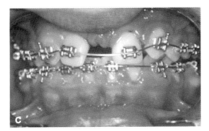
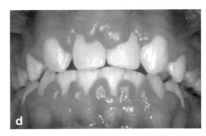

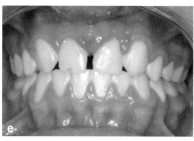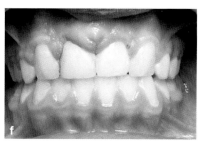

Abb. 104a bis f
Kieferorthopädischer Lückenschluss nach traumatischem Verlust Zahn 11 und fehlender Erhaltungsfähigkeit Zahn 21. Extraktion des Zahnes 21, konservierende Verbreiterung der Zähne 12 und 22. Vorzeitiger Abbruch der festsitzenden kieferorthopädischen Behandlung aufgrund einer ausgeprägten Ginigivahyperplasie. Rezidiv und Rezidivkorrektur nach parodontalchirurgischem Eingriff (Abdruck mit freundlicher Genehmigung des Quintessenz Verlages, siehe Anhang)

Checkliste Frontzahntrauma	
	Frontzahntrauma
Ätiologie	Unfall durch Schlag oder Stoß
	fehlende Abstützung der oberen Frontzähne (z. B. vergrößerte sagittale Schneidekantenstufe)
Symptome	Schmelzfraktur, Schmelz-Dentin-Fraktur, Wurzeldilazeration
Überweisungszeitpunkt	eventuell sofort nach Unfall
	vor definitiver prothetischer Versorgung
Zahnärztliche Aspekte	Aufklärung Zahnerhalt, Wurzelveränderung, langfristige Folgen
	Prävention (Mundschutz, Fko-Behandlung)
Therapiestrategie	sofort: Schienung über Draht-Komposit-Schiene Schienung über Bracket-Bogen-Schiene
	nach Frontzahnverlust: Abwägen sehr unterschiedlicher Faktoren individuelle Therapieentscheidung kieferorthopädischer Lückenschluss möglich

Kieferorthopädische Behandlung Erwachsener

Die kieferorthopädische Behandlung erwachsener Patienten setzt eine enge interdisziplinäre Zusammenarbeit zwischen Hauszahnarzt, Parodontologen, Implantologen und Kieferorthopäden voraus. Nach *Hensel* (2004) liegt bei etwa 30 bis 35 % der erwachsenen Patienten ein dringender kieferorthopädischer Behandlungsbedarf vor. Dem Hauszahnarzt obliegt die Pflicht zur Aufklärung und entsprechender Überweisung zum Kieferorthopäden. Wichtig ist auch, über die möglichen Folgen einer kieferorthopädischen Nichtbehandlung aufzuklären. Mit einem altersbedingt zunehmenden Attachmentverlust können sich Zahnfehlstellungen verstärken. Außerdem muss die mögliche Entstehung kraniomandibulärer Dysfunktionen berücksichtigt werden.

Dringender kieferorthopädischer Behandlungsbedarf bei ca. 30–35 % der Erwachsenen

Verstärkung der Fehlstellungen durch Attachmentverlust

Voraussetzung für die kieferorthopädische Behandlung erwachsener Patienten ist die erfolgreiche Karies- und Parodontalbehandlung. Erst nach Erreichen entzündungsfreier Schleimhautverhältnisse ist die Durchführung kieferorthopädischer Maßnahmen möglich. Leider sinkt wegen der zeitlichen »Verzögerung« häufig die Motivation und Behandlungsbereitschaft des Patienten.

Parodontalbehandlung

Aus Sicht des Patienten erscheint eine prothetische Versorgung selbst unter dem Verlust von Zahnhartsubstanz oder dem ein oder anderen Zahn, der im »Wege« steht, einfacher und schneller durchführbar. Eine umfassende und interdisziplinäre Beratung sind deshalb in diesen Fällen notwendig (»Checkliste Erwachsenenbehandlung«, S. 166).

Vorrangig festsitzende Apparaturen

Kieferorthopädische Behandlungen im Erwachsenenalter sind häufig nur mit festsitzenden Apparaturen durchführbar, da in der Regel körperliche Zahnbewegungen oder Veränderungen der Wurzelstellung erreicht werden müssen. Um die ästhetischen Beeinträchtigungen zu verringern, besteht die Möglichkeit, Keramik- oder Kunststoffbrackets einzusetzen. In jüngster Zeit konnte die Lingualtechnik erheblich verbessert werden, sodass ein routinemäßiger Einsatz möglich ist, durch einen aufwändigen Laborprozess entstehen jedoch zusätzliche Kosten.

In Einzelfällen kann der Einsatz herausnehmbarer Apparaturen zum Erfolg führen. Einzelne Zahnbewegungen sind mit einer sequenziellen Schienentherapie erreichbar (Invisalign®).

Behandlungsbeispiel 1

Befund

Die Patientin stellte sich im Alter von 27 Jahren erstmals vor. Die klinische Untersuchung ergab folgende Befunde: Zustand nach vorzeitiger Extraktion des Zahnes 24 und kieferorthopädischer Behandlung mit herausnehmbaren Geräten im 13. und 14. Lebensjahr.

Im Oberkiefer fiel eine alveolär bedingte Mittellinienabweichung um 4 mm nach links auf. Im Unterkiefer fanden sich ein Steilstand der Scheidezähne und frontale Engstände mit Lückeneinengung für die Zähne 33 und 43. Der Okklusionsbefund ergab für die rechte Seite eine Angle-Klasse I und im Molarengebiet links eine Distalokklusion (1/2 Pb).

Behandlungsziel

Gemeinsam mit der Patientin wurde die Ausgleichsextraktion der Zähne 34, 44 und 14 sowie die kieferorthopädische Behandlung mit festsitzenden Behandlungsmitteln vereinbart. Um die ästhetischen Einschränkungen zu verringern, wurde die Behandlung zunächst im Unterkiefer begonnen (Abb. 105).

Nach weitgehender Ausformung des unteren Zahnbogens mit Einordnung der Eckzähne begann nach 13 Monaten die Behandlung im Oberkiefer. Die Gesamtbehandlungszeit betrug 22 Monate.

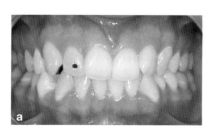 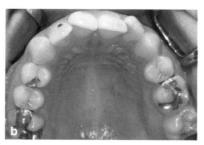

Abb. 105a und b
Behandlungsverlauf: Behandlungsbeginn. Zustand nach Extraktion Zahn 24 alio loco

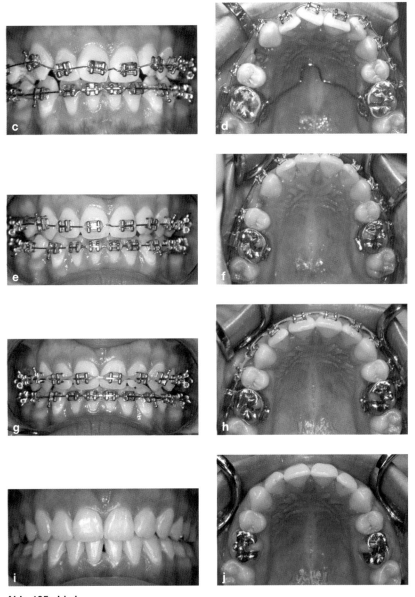

Abb. 105c bis j
Ausgleichsextraktion UK und Ausgleich der frontalen Engstände nach distal. Extraktion
14 und Nivellierung OK (Abb. 105c und d). Führungsphase und Distalisation Zahn 13,
relativ stationäre Verankerung über Headgear (Abb. 105e und f). Kontraktionsphase
(Abb. 105g und h). Justierungsphase abgeschlossen, Beginn Retention mit herausnehmbaren Apparaturen (Abb. 105i und j)

Behandlungsbeispiel 2

Die Patientin stellte sich im Alter von 56 Jahren vor. Klinisch fielen eine ausgeprägte sagittale Schneidekantenstufe und die frontalen Engstände im Oberkiefer auf. Außerdem wurde eine generalisierte Ginigivitis und Taschentiefen > 3,5 mm an fast allen Zähnen festgestellt. Beinahe alle Zähne zeigten einen Lockerungsgrad 1. Die Patientin wünschte eine ästhetische Verbesserung (Abb. 106). Von ihrem Zahnarzt war der Patientin die Extraktion aller OK-Zähne mit anschließender umfangreicher Implantatversorgung als Behandlungsalternative vorgeschlagen worden.

Die Patientin wurde umfassend beraten und aufgeklärt. Es erfolgte die Absprache mit dem Hauszahnarzt mit der Bitte, eine umfassend parodontologische Behandlung vorzunehmen. Nach Abschluss der Parodontaltherapie etwa acht Monate später stellte sich die Patientin erneut vor. Die parodontalen Befunde hatten sich erheblich verbessert, akute Entzündungszeichen lagen nicht vor. Mit der Patientin wurde vereinbart, eine kieferorthopädische Behandlung unter dem Vorbehalt eines möglichen Zahnverlustes durchzuführen. Die Engstände wurden durch approximale Schmelzreduktion aufgelöst und es erfolgte die schrittweise Ausformung des Zahnbogens.

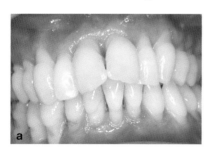
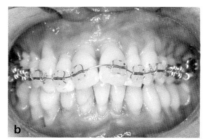
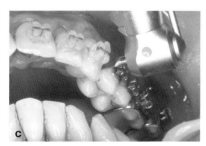
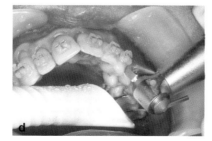

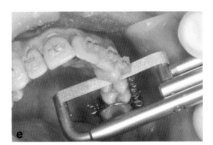 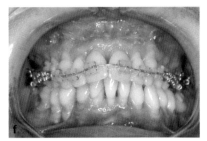

Abb. 106a bis f
Dentoalveolärer Ausgleich bei Angle-Klasse II/1 und parodontaler Vorschädigung.
Approximale Schmelzreduktion mit EVA-Kopf und manuellem Instrumentarium

Checkliste Erwachsenenbehandlung	
	Behandlung Erwachsener
Ätiologie	alle Formen der Zahn- und Kieferfehlstellung
	Folgen von vorzeitigem Zahnverlust, Retention und Verlagerung
Symptome	Engstand, Protrusion, Steilstand, Elongation, Dreh- und Kippstellungen, Verlagerungen
	kraniomandibuläre Dysfunktionen
Modellanalyse	Platzanalyse, Einzelzahnabweichung
	okklusale Relationen
FRS	Stellung der Schneidezähne
	Bisslage (Kompensation möglich?)
Überweisungszeitpunkt	keine Altersgrenze
	vor definitiver prothetischer Versorgung
Zahnärztliche Aspekte	parodontologische Behandlung
	ästhetische Frontzahnversorgung
Therapiestrategie	abhängig von Behandlungsaufgaben
	dentoalveolärer Ausgleich unter strikter Risikoaufklärung
	keine funktionskieferorthopädische Bisslagekorrektur möglich
	langfristige Retention, Umstellung Funktionsmuster

Lippen-Kiefer-Gaumen-Spalten

Die Lippen-Kiefer-Gaumenspalten gehören zu den häufigsten ange-
borenen Fehlbildungen (in Europa 1 : 500 Geburten). Während der
Embryonalentwicklung finden in den ersten Wochen der Schwangerschaft (bis zur zehnten bis zwölften Woche) komplexe Wachstumsvorgänge im Gesichtschädelbereich statt. Die medialen und lateralen
Nasenwülste vereinigen sich und bilden den primären und sekundären
Gaumen. Werden diese Prozesse gehemmt oder kommt es zum Ein-
reißen der unvollständigen Epithelmauern, so bleiben Spalten im
nasomaxillären Komplex bestehen.

*Häufige ange-
borene Fehlbildung*

Die Lippen-Kiefer-Gaumen-Spalten (Cheilognathopalatoschisis) können ein- und doppelseitig sowie vollständig oder unvollständig auftreten. Entsprechend der Lokalisation werden die Spalten des primären
und sekundären Gaumens beschrieben (L = Lippe, K = Kiefer, G =
Gaumen, S = Segel). Zusätzlich erfolgt die Angabe des Ausprägungs-
grades.

*Formen: ein- und
doppelseitig,
vollständig, unvoll-
ständig*

> *Ausprägungsgrad der Lippen-Kiefer-Gaumen-Spalten:*
>
> - Grad 1 = Mikroform
>
> - Grad 2 = subtotale Spalte
>
> - Grad 3 = totale Spalte

!

Ätiologisch sind endogene und exogene Faktoren zu berücksichtigen.
Eine genetische Prädisposition besteht, wenn eine familiäre Häufung,
auch der Mikroformen, nachweisbar ist. Eine genetische Beratung,
Risikoaufklärung und prophylaktische Maßnahmen (Vitamin-Gabe vor
allem in den ersten Schwangerschaftswochen!) sind zu empfehlen.

*Genetische Bera-
tung, Risikoaufklä-
rung, prophylakti-
sche Maßnahmen*

Zu den exogenen Faktoren gehören unter anderem Virusinfektionen
(z. B. Röteln), Sauerstoff- oder Vitaminmangel, Alkohol- beziehungsweise Nikotinabusus und ionisierende Strahlen.

*Wichtige exogene
Faktoren: Virusin-
fektionen, Alkohol-
Nikotin-Abusus*

Therapeutische Strategien

Die umfassende Harmonisierung der fazialen und oralen Verhältnisse ist aufwändig und erfolgt in der Regel an einer spezialisierten Klinik. Die Einführung schonungsvoller Operationsmethoden, das sich ständig erweiternde Spektrum der kieferorthopädischen Behandlungsmittel und die Implantologie konnten in den vergangenen Jahrzehnten die therapeutischen Möglichkeiten erheblich verbessern.

Schonungsvolle Operationsmethoden

Eine hohe Bereitschaft des Patienten zur Mitarbeit und die gute Zusammenarbeit zwischen den einzelnen Fachgebieten der Medizin und Zahnheilkunde sind wichtige Voraussetzung für den Behandlungserfolg. Die lange Betreuungszeit von der Geburt an bis ins Erwachsenenalter hinein verlangt auch eine große elterliche Fürsorge und ein hohes Verständnis für die notwendigen Behandlungsmaßnahmen.

Betreuung von der Geburt bis ins Erwachsenenalter

Kontrovers wird über den Zeitpunkt und die Art der chirurgischen Maßnahmen diskutiert. Es gilt dabei die Vorteile einer frühen Rehabilitation gegen die Nachteile einer durch die Operation induzierten Hemmung des Oberkieferwachstums gegeneinander abzuwägen. In der Checkliste wird der grundsätzliche Ablauf der kieferchirurgischen und kieferorthopädischen Behandlungsschritte an der Hallenser Klinik dargestellt (siehe S. 171).

Hemmung des Oberkieferwachstums

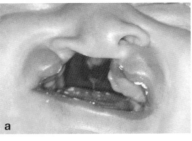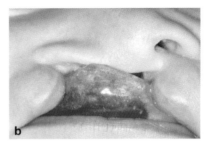

Abb. 107a und b
Rechtseitige $L_3K_3G_3S_3$-Spalte ohne und mit Trinkplatte

Kurz nach der Geburt (nach 48 bis 72 Stunden) erfolgen die Abdrucknahme und die Anfertigung der so genannten Trinkplatte. Der sehr zeitige Behandlungsbeginn ist notwendig, um eine gute Adaptationsbereitschaft zu erreichen. Die Trinkplatte dient der Normalisierung der

Trinkplatte

Zungenlage und des Schluckvorganges. Der Mundraum wird vom Nasenraum getrennt. Erreicht wird eine annähernd normale Ernährung.

Etwa im sechsten Lebensmonat erfolgt der operative Verschluss der Lippe. Sehr häufig wird dabei der Wellenschnitt nach *Pfeiffer* angewandt. Bis zur Schuleinführung ist zum Erlangen einer guten Sprachlautbildung der Verschluss des harten und weichen Gaumens notwendig.

Operativer Verschluss der Lippe häufig durch Wellenschnitt nach Pfeiffer

Bereits im Milch- und frühen Wechselgebiss kann mit kieferorthopädischen Geräten die Einstellen korrekter Schneidezahnbeziehungen und die sagittale oder transversale Nachentwicklung des Oberkiefers bewerkstelligt werden (Abb. 108 und »Checkliste Lippen-Kiefer-Gaumenspalte«, S. 171).

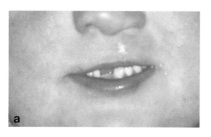

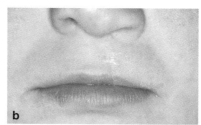

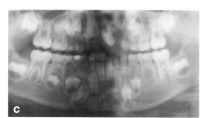

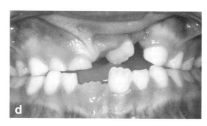

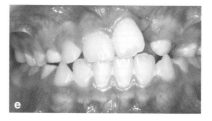

Abb. 108a bis e
Linksseitige $L_3K_3G_3S_3$-Spalte. Doppelanlage im Spaltbereich. Nichtanlage Zahn 35. Überstellung der oberen Schneidezähne mit aktiver Platte (seitliche Aufbisse, Protrusionselement)

Förderung der sagittalen und transversalen OK-Entwicklung

In der zweiten Wechselgebissphase muss kieferorthopädisch die sagittale und transversale Entwicklung des Oberkiefers gefördert werden. Zu den Begleitsymptomen bei Spaltbildungen gehören die Nichtanlagen bleibender Zähne, Doppelanlagen im Spaltbereich und die Eckzahnverlagerung und -retention. Außerdem können Schmelzdysplasien und Hypodontien vorliegen. Diese sehr unterschiedlichen Symptome verlangen für jeden einzelnen Patienten ein individuelles Behandlungskonzept. Es wird trotz der langen Betreuungszeit versucht, die aktiven kieferorthopädischen Therapiemaßnahmen interzeptiv und zielgerichtet einzusetzen.

Osteoplastik im Alveolarkammbereich

Die Osteoplastik im Alveolarkammbereich erfolgt zwischen dem neunten und zwölften Lebensjahr und richtet sich nach dem Stand der Eckzahnentwicklung. Im frühen permanenten Gebiss sind mittels festsitzender Apparaturen körperliche Zahnbewegungen und die achsengerechte Einstellung der Schneidezähne möglich.

Kieferorthopädisch-kieferchirurgische Kombinationsbehandlung bei 25 % der Spaltpatienten

Bei ungefähr 25 % der Spaltpatienten ist nach Abschluss des Körperwachstums aufgrund der ausgeprägten skelettalen Diskrepanz zwischen Ober- und Unterkiefer eine kieferorthopädisch-kieferchirurgische Kombinationsbehandlung notwendig.

Checkliste: Behandlungsstrategie bei Lippen-Kiefer-Gaumen-Spalten	
Zeitpunkt	**Behandlungsschritt**
24 bis 72 Stunden nach Geburt	Einsetzen einer Trinkplatte
Sechster bis achter Monat	Lippenverschluss nach *Pfeiffer*
Zweites Lebensjahr	Veloplastik nach *Furlow*
Milchgebissphase	kieferorthopädische Frühbehandlung kinderzahnärztliche Überwachung
Sechstes bis siebtes Lebensjahr	Verschluss des harten Gaumens
Frühes Wechselgebiss	Kontrolle des Zahnwechsels, Logopädie transversale und sagittale Nachentwicklung des Oberkiefers
Neuntes bis elftes Lebensjahr	sekundäre Osteoplastik
Spätes Wechselgebiss	Kieferorthopädische Behandlung mit festsitzenden Apparaturen, Gaumennaht-Erweiterung und Delaire-Maske
Frühes permanentes Gebiss	Einstellen des Eckzahnes in den Zahnbogen, eventuell orthodontischer Lückenschluss mit Ausgleichsextraktionen
Ab 16. Lebensjahr	Nasenkorrektur Narbenkorrektur
Ab 18. Lebensjahr	kombiniert kieferorthopädisch-kieferchirurgische Behandlung

Kieferorthopädisch-kiefer-chirurgische Kombinations-behandlung

Ausgeprägte skelettale Abweichungen können nur mit einer kieferorthopädisch-kieferchirurgische Kombinationsbehandlung korrigiert werden[1]. In der Regel wird die Behandlung erst nach Abschluss des Körperwachstums und nach dem 18. Lebensjahr begonnen (*Bock* und *Maurer* 2004). Eine Leistungspflicht der GKV besteht bei der Zuordnung in die Indikationsgruppen A5, D4/5, M 4/5, O5, B4/K4.

Nach Abschluss des Körperwachstums

Zu den Behandlungszielen gehören neben einer ästhetischen Verbesserung auch die Harmonisierung der Okklusion und eine dauerhafte Stabilität des Behandlungsergebnisses. Eine enge interdisziplinäre Zusammenarbeit sehr unterschiedlicher Fachgruppen und ein aufeinander abgestimmter, individueller Therapieplan sind notwendig, um ein gutes Behandlungsergebnis zu erzielen.

Behandlungsziele

Vor dem Behandlungsbeginn ist eine intensive Aufklärung zu allen Fragen der kieferorthopädischen und kieferchirurgischen Risiken notwendig. Praktisch bewährt hat sich dabei ein interdisziplinäres Konsil. Im Rahmen einer gemeinsamen kieferorthopädischen und kieferchirurgischen Sprechstunde werden mit dem Patienten die Vor- und Nachteile einer Kombinationsbehandlung besprochen (Tab. 14). Der Therapieablauf und die mögliche Dysgnathieoperation werden miteinander diskutiert (Abb. 109 und 110).

Interdisziplinäres Konsil empfehlenswert

Anhand der Befundunterlagen ist es möglich, eine umfassende Beratung durchzuführen. Grundsätzlich gilt, dass die Behandlung drei bis vier Jahre in Anspruch nimmt. Der operative Eingriff ist ein so genannter Wahleingriff, der Zeitpunkt hängt von verschiedenen Faktoren ab

[1] Text und Abbildungen mit freundlicher Genehmigung des Quintessenz Verlages auszugsweise entnommen aus: *Bock, J. J., Maurer, P.:* Die kieferorthopädisch-kieferchirurgische Kombinationsbehandlung unter Berücksichtigung temporomandibulärer Funktionsbefunde. Quintessenz 55: 1391–1399 (2004)

(OP-Kapazität, allgemeiner Gesundheitszustand, berufliche Belastung des Patienten). Die Dysgnathieoperation erfolgt in Intubationsnarkose und erfordert einen stationären Aufenthalt von fünf bis zehn Tagen. Die postoperativen Kontrollen erfolgen ambulant. Abhängig von der notwendigen Operationsmethode besteht eine etwa dreiwöchige Arbeitsunfähigkeit (*Bock* und *Maurer* 2004).

	Risiken
Intraoperative Komplikationen	Nervverletzung, atypische Frakturen
Frühe postoperative Komplikationen	Wundheilungsstörung, Nachblutung
Späte postoperative Komplikationen	Osteomyelitis, Aktinomykose, Verlust Osteosynthese
Nervenfunktionsstörung	v. a. Nervus alveolaris inferior leichte oder schwere Hypästhesie Parästhesie
Rezidiv	dental skelettal

Tab. 14
Allgemeine Risiken einer kieferorthopädisch-kieferchirurgischen Kombinationsbehandlung

Eine Parodontalbehandlung ist vor dem Behandlungsbeginn häufig notwendig. Falls eine prothetische Versorgung geplant ist, so sollte für die Dauer der kieferorthopädisch-kieferchirurgischen Kombinationsbehandlung ein Langzeitprovisorium eingesetzt und erst am Ende der aktiven Behandlung durch eine definitive Versorgung ersetzt werden.

Im Rahmen der klinischen Erstuntersuchung vor Beginn der kieferorthopädischen Therapie ist zu prüfen, ob kraniomandibuläre Dysfunktionen bestehen (manuelle und instrumentelle Funktionsanalyse). Unter Umständen muss eine Funktionstherapie zum Erreichen der Beschwerdefreiheit und zur Einstellung einer neuen, zentrischen Unterkieferlage durchgeführt werden (*Bock* und *Maurer* 2004, *Bock* et al. 2004).

Kraniomandibuläre
Dysfunktionen

Kieferortho-
pädische Vor-
behandlung

Die kieferorthopädische Vorbehandlung dient dem Ausformen der Zahnbögen. Vor allem die achsengerechte Einstellung der oberen und unteren Schneidezähne ist eine wichtige Behandlungsaufgabe (Tab. 1, siehe S. 22). Mit einer festsitzenden Apparatur können die körperliche Zahnbewegung und die korrekte Einstellung von Angulation beziehungsweise Torque erreicht werden. Nur in wenigen Ausnahmefällen ist es möglich, auf eine kieferorthopädische Vorbehandlung zu verzichten. Infolge der morphologischen und funktionellen Anpassung der Zahnstellung an die dysgnathe Kieferlage sind häufig umfangreiche Zahnstellungskorrekturen notwendig. Unter Umständen muss beispielsweise bei Vorliegen einer mandibulären Prognathie die umgekehrte Frontzahnstufe vergrößert werden, um operativ eine gute Okklusionsbeziehung erreichen zu können.

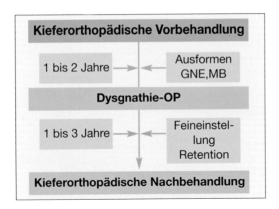

Abb. 109
Behandlungsablauf einer kieferorthopädisch-kieferchirurgischen Kombinationsbehandlung

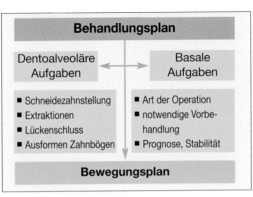

Abb. 110
Kieferorthopädische Behandlungsaufgaben und kieferchirurgische Therapieentscheidungen führen zur Aufstellung eines Bewegungsplanes. Es erfolgt eine Abstimmung zwischen Kieferorthopäden und Kieferchirurgen über Art und Umfang der notwendigen Zahnbewegungen sowie der prä- und postoperativen Therapieschritte.

Als kieferchirurgische Eingriffe stehen mono- oder bimaxilläre Verlagerungen des Ober- und Unterkiefers oder Segmentosteotomien zur Verfügung. Die Verlagerung des Oberkiefers wird häufig in der LeFort-I-Ebene und die Lageveränderung des Unterkiefers mit einer bilateralen sagittalen Umstellungsosteotomie nach *Obwegeser/Dal Pont* durchgeführt.

Kieferchirurgische Eingriffe

Die Planung des dysgnathiechirurgischen Eingriffs erfolgt zunächst am Fernröntgenseitbild und folgt den Prinzipien der individualisierten Kephalometrie. Mithilfe der Harmoniebox werden die individuellen Normwerte für die sagittale und vertikale Einlagerung von Ober- und Unterkiefer ermittelt und entsprechend eingestellt. Außerdem kann der postoperative Verlauf des Weichteilprofiles abgeschätzt und in die Planung des dysgnathiechirurgischen Eingriffes einbezogen werden.

Die dreidimensionale Operationsplanung erfolgt durch Übertragung der FRS-Werte auf das schädelbezüglich einartikulierte Modell. Mithilfe von Kunststoff-Splints wird die exakte postoperative Okklusionsbeziehung in situ übernommen.

Dreidimensionale Operationsplanung

Die kieferorthopädische Behandlung nach erfolgter Operation dient der Feineinstellung von Artikulation und Okklusion. Eine Umstellung der Funktionsmuster des stomatognathen Systems und die muskuläre Adaptation an die neue morphologische Lage sind erforderlich. Logopädische, myofunktionelle, funktionskieferorthopädische und physiotherapeutische Behandlungsmaßnahmen ergänzen die postoperativen Therapieaufgaben.

Feineinstellung von Artikulation und Okklusion

Das Behandlungsergebnis wird durch eine längere Retentionszeit mit festsitzenden oder herausnehmbaren Apparaturen gesichert. Unter Umständen werden weiterführende prothetische Maßnahmen notwendig.

Längere Retentionszeit

Behandlungsbeispiel

Bei einer 18-jährigen Patientin ergaben sich folgende Befunde: Angle-Klasse III, mandibuläre Prognathie, unterer Frontzahnvorbiss, zirkulärer Kreuzbiss und Protrusion der Schneidezähne. Im Ober- und Unterkiefer bestanden frontale Engstände (Abb. 111 bis 115).

Befund

Behandlung

Um die achsengerechte Einstellung der oberen Schneidezähne als auch die Lückenöffnung für die Eckzähne zu erreichen, wurde die Extraktion der zweiten oberen Prämolaren notwendig. Es erfolgten die Ausformung der Zahnbögen und der Lückenschluss mithilfe einer festsitzenden Apparatur. Gemeinsam mit dem Kieferchirurgen erfolgte die operative Planung: LeFort-I-Osteotomie mit Vorverlagerung um 5 mm, Osteotomie nach *Obwegeser/Dal Pont* mit Schwenkung nach dorsal um 2 mm.

Etwa zwei Wochen postoperativ zeigte sich eine annähernd stabile Okklusion vor allem im Frontzahnbereich. Es imponierte eine ausgeprägte Schwellung im Gesichtsbereich. Außerdem war die Unterkieferbeweglichkeit deutlich eingeschränkt. Nervenfunktionsstörungen traten nicht auf. Die Patientin wurde angehalten, sowohl mit physiotherapeutischen als auch logopädischen Übungen und mit intermaxillären Gummizügen die funktionelle Neuorientierung zu erreichen. Ziel war vor allem die Umorientierung der Zungenlage beim Sprechen und Schlucken.

Ein Jahr nach der Operation erfolgte die Entfernung des Osteosynthesematerials und der festsitzenden Apparatur. Insgesamt drei Jahre und zwei Monate nach dem Behandlungsbeginn konnten eine stabile Okklusion und eine funktionelle Harmonisierung erreicht werden.

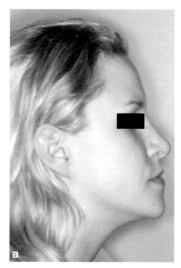 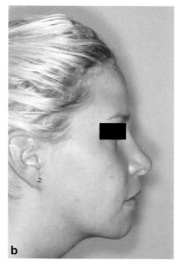

Abb. 111a und b
Fotostat-Aufnahmen vor und nach einer kieferorthopädisch-kieferchirurgi-schen Kombinationsbehandlung (Abdruck mit freundlicher Genehmigung des Quintessenz Verlages, siehe Anhang)

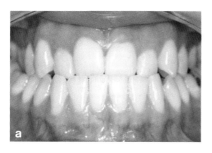 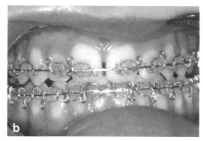

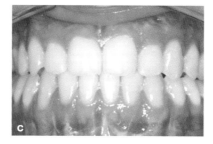

Abb. 112a bis c
Intraorale Ansichten vor, unmittelbar nach bimaxillärer Umstellungsosteotomie und nach Entfernung der festsitzenden Apparatur (Abdruck mit freundlicher Genehmigung des Quintessenz Verlages, siehe Anhang)

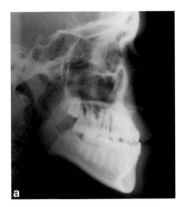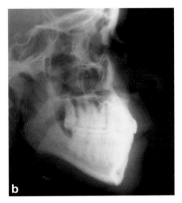

Abb. 113a und b
FRS-Aufnahmen vor und nach der Behandlung (Abdruck mit freundlicher Genehmigung des Quintessenz Verlages, siehe Anhang)

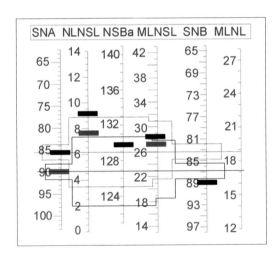

Abb. 114
Harmonie-Box vor (schwarze Balken und gestrichelte Linie) und nach der Behandlung (rote Balken) (Abdruck mit freundlicher Genehmigung des Quintessenz Verlages, siehe Anhang)

Messwert	Norm	T1	T2	T3	T3-T1
SNA- Winkel	82°	86°	87°	90°	+4°
SNB- Winkel	80°	89°	89°	87°	-2°
ANB- Winkel	2°	-3°	-2°	3°	+6°
ML/NL- Winkel	20°	19°	19°	21°	+2°
OK1/NL- Winkel	70°	56°	68°	67°	+11°
UK1/ML-Winkel	90°	88°	89°	88°	0°

Abb. 115
Ausgewählte FRS-Werte vor (T1), nach Dysgnathieoperation (T2) und nach Abschluss der aktiven Behandlung (T3) (Abdruck mit freundlicher Genehmigung des Quintessenz Verlages, siehe Anhang)

Checkliste	
	Kieferorthopädisch-kieferchirurgische Kombinationsbehandlung
Ätiologie	skelettal bedingt Abschluss des Körperwachstums
Symptome	kraniofaziale Fehlbildungen (LKG-Spalten, Syndrome) umgekehrter Frontzahnvorbiss vergrößerte sagittale Schneidekantenstufe laterale Okklusionsstörung offener Biss
Modellanalyse	dentale Abweichungen, Platzanalyse
FRS	sagittale und vertikale Abweichungen, individualisierte Kephalometrie (Harmonie-Box)
Überweisungszeitpunkt	ab 16. Lebensjahr KIG A5, D4/5, M 4/5, O5, B4/K4
Zahnärztliche Aspekte	Aufklärung parodontologische und konservierende Maßnahmen Prothetik nach Abschluss der kieferorthopädischen Behandlung
Therapiestrategie	dental: Dekompensation, achsengerechte Einstellung der Schneidezähne, Ausformen Zahnbögen skelettal: Dysgnathieoperation (LeFort-I, Obwegeser/Dal Pont) funktionelle Nachsorge, Feineinstellung Okklusion und Artikulation, langfristige Retention

6
Interdisziplinäre Zusammenarbeit

Interdisziplinäre Zusammenarbeit von Zahnarzt und Kieferorthopäde

Zahnärztliche Aufgaben vor der kieferorthopädischen Behandlung

Gebissentwicklung

Zu den wichtigsten Aufgaben des Hauszahnarztes gehören ohne Zweifel die im Rahmen der Frühuntersuchungen und der Individualprophylaxe mögliche Kontrolle und Überwachung der Gebissentwicklung.

Durchbruchshindernisse

Der Zahnarzt sollte im Rahmen der routinemäßigen Untersuchungen darauf achten, dass der Stand der Zahnentwicklung ungefähr mit dem chronologischen Alter des Patienten übereinstimmt. Als Kennzeichen für einen gestörten Zahnwechsel ist der asymmetrische Zahndurchbruch zu werten. Ist beispielsweise im siebten Lebensjahr ein mittlerer oberer Schneidezahn vollständig im ersten Quadranten durchgebrochen und im zweiten Quadranten keinerlei Anzeichen für einen durchbrechenden Zahn erkennbar, so sollten Durchbruchshindernisse differenzialdiagnostisch abgeklärt werden. So könnte bereits die rechtzeitige Exzision des Lippenbändchens den Zahnwechsel im Schneidezahngebiet erleichtern.

Regelmäßige Kontrolle der Okklusionbeziehungen

Es ist anzuraten, die Okklusionbeziehungen regelmäßig zu kontrollieren und darauf zu achten, dass sich zum Beispiel Zwangsbissführungen oder Habits nicht dauerhaft manifestieren können.

Erhalt der kieferorthopädischen Stützzone

Der Erhalt der kieferorthopädischen Stützzone ist von großer Bedeutung für einen ordnungsgemäßen Ablauf des Zahnwechsels. Die Kariesprophylaxe beziehungsweise die adäquate Versorgung kariöser Läsionen nehmen damit eine zentrale Stellung ein (Abb. 116).

Bedeutung der kieferorthopädischen Stützzone

Die kieferorthopädische Stützzone ist definiert als Abstand zwischen der distalen Approximalfläche des zweiten Schneidezahnes und der mesialen Approximalfläche des ersten Molaren.

Die Stützzone kann in drei Formen auftreten:

- erhalten

- versehrt

- eingebrochen

!

Der Erhalt des mesio-distalen Kronendiameters der Milchmolaren bis zum Zeitpunkt des natürlichen Zahnwechsels ist aus kieferorthopädischer Sicht von entscheidender Bedeutung, um durch die Milchzahnreserve (Leeway-Space) den Platz für die bleibenden Zähne zu wahren. Unter Umständen bietet sich die Möglichkeit, durch eine approximale Schmelzreduktion einen frontalen Engstand nach distal geschickt auszugleichen und möglicherweise die Notwendigkeit einer Zahnextraktion zu vermeiden. Aus kieferorthopädischer Sicht ist deshalb zu fordern, dass alle Möglichkeiten der Individualprophylaxe genutzt werden müssen, um Karies zu verhindern oder wenigstens rechtzeitig zu erkennen. Von großer Bedeutung ist vor allem der Erhalt der mesio-distalen Kronendiameter: Das Belassen von zerstörten Milchzahnwurzeln hat keinesfalls einen günstigen Einfluss. Falls es nicht möglich sein sollte, den Milchzahn zu erhalten, so müssen der notwendigen Extraktion Maßnahmen zum Erhalt der Stützzone folgen. Dabei haben sich sowohl herausnehmbare als auch festsitzende Lückenhalter bewährt.

Leeway-Space

Zerstörte Milchzahnwurzeln entfernen

Aus kieferorthopädischer Sicht ist aufgrund ihres Durchbruchszeitpunktes und ihrer noch relativ unvollständigen Mineralisation den Sechsjahrmolaren eine besondere Aufmerksamkeit zu widmen. Die Kariesprogredienz und die späte Wurzelentwicklung erschweren die konservierende und endodontische Versorgung. Ist aus zahnärztlicher Sicht die Extraktion eines ersten Molaren notwendig, so ist die mög-

Sechsjahrmolaren

lichst frühzeitige Absprache mit dem Kieferorthopäden zu suchen, um die weitere dentale Entwicklung und die natürlichen Wanderungstendenzen der Zahnkeime ausnutzen zu können.

Natürlich gehört auch die Versorgung traumatisch bedingter Verletzungen im Zahn- und Kieferbereich zu den zahnärztlichen Aufgaben. Insbesondere im späten Wechselgebiss, aber auch vor dem Beginn einer kieferorthopädischen Behandlung ist eine enge Absprache zwischen Zahnarzt und Kieferorthopäden notwendig. Die langfristige Erhaltungsfähigkeit traumatisch geschädigter Zähne muss gewissenhaft geprüft werden, wenn im Rahmen einer kieferorthopädischen Behandlung die Extraktion bleibender Zähne geplant wird.

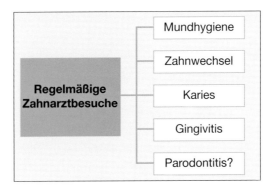

Abb. 116
Regelmäßige zahnärztliche Kontrollen sollten vor allem bei Kindern und Jugendlichen halbjährlich durchgeführt werden.

Ohne Zweifel ist eine kieferorthopädische Behandlung erst möglich, wenn Kariesfreiheit und ein gesunder Zahnhalteapparat vorliegen. Bei der Behandlung erwachsener Patienten ist deshalb eine genaue Prüfung der parodontalen Verhältnisse notwendig. Unter Umständen muss der kieferorthopädischen Behandlung eine parodontologische Therapie vorangestellt werden, auch wenn aus Sicht des Patienten eine längere Behandlungsdauer erschwerend hinzukommt.

Parodontologische
Therapie

Im Rahmen der umfassenden Behandlung von Erwachsenen ist außerdem eine enge interdisziplinäre Abstimmung bereits zu Beginn der kieferorthopädischen Behandlung notwendig. Zahnarzt und Kieferorthopäde sollten gemeinsam die Therapieziele koordinieren und zum Beispiel die Art der abschließenden prothetischen oder implantologischen Versorgungen abstimmen.

Interdisziplinäre
Abstimmung

Zahnärztliche Aufgaben während der kieferorthopädischen Behandlung

Mundhygiene

Vor allem während der Behandlung mit festsitzenden kieferorthopädischen Apparaturen ist eine regelmäßig Kontrolle und Motivation zur Mundhygiene erforderlich (Abb. 117). Brackets, Bögen und Bänder sind keine Ursache für die Entstehung kariöser Läsionen. Sie stellen jedoch erhebliche Plaqueretentionsnischen dar, die bei inadäquater Mundhygiene die Entstehung von Karies und Parodontopathien fördern können.

Kontrolle und Motivation zur Mundhygiene

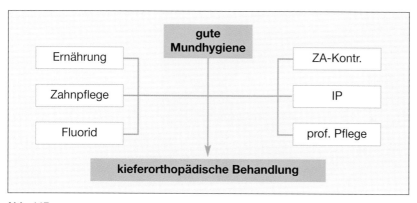

Abb. 117
Voraussetzungen für eine kieferorthopädische Behandlung

Neben einer Ernährungsberatung des Patienten und seiner Eltern ist eine an die motorischen Fähigkeiten des Patienten orientierte Anleitung zur Zahn- und Mundhygiene erforderlich. Grundsätzlich ist die Anwendung mittelharter Kurzkopfzahnbürsten zu empfehlen. Die Borsten der Zahnbürste müssen abgerundet und pro Bündel 10 bis 20 Borsten zusammengefasst sein. Als Putztechnik bei Kindern wird eine kreisende Bewegung von »rot nach weiß« empfohlen. Zwischen dem zehnten und zwölften Lebensjahr sollte die Putztechnik auf eine modifizierte Bass-Technik umgestellt werden.

Putztechnik bei Kindern

Neben der täglichen Zahnpflege mit fluoridhaltiger Zahnpasta ist die wöchentliche Anwendung von lokalen Fluoridierungsmitteln anzuraten. Außerdem können die Benutzung von fluoridiertem Speisesalz

Lokale Fluoridierung

und die Applikation von Mundspüllösungen zusätzlich eingesetzt werden.

Die Zahn- und Mundhygiene bei festsitzenden kieferorthopädischen Apparaturen ist für den Patienten zeitintensiv und nicht immer einfach durchzuführen. Neben der Säuberung der Zahnflächen oberhalb und unterhalb des Bogens und der Brackets ist eine sorgsame Reinigung des Interdentalbereiches mit Einbüschelbürstchen notwendig (Abb. 118 und 119).

Interdentalbereich

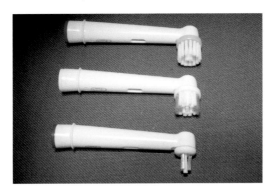

Abb. 118
Verschiedene Bürstenköpfe für die elektrische Zahnbürste

Von der Industrie werden unterschiedliche Produkte angeboten, die die Zahnpflege während einer kieferorthopädischen Behandlung erleichtern sollen. Neben speziellen Bürstenköpfen für die manuelle oder elektrische Zahnbürste wurde versucht, die Reinigungsleistung durch besondere Beigaben in der Zahnpasta zu erhöhen.

In welchem Umfang diese zusätzlichen Möglichkeiten die Zahn- und Mundhygiene verbessern helfen, ist nicht abschließend geklärt. Nur durch eine intensive Beratung und eine regelmäßige Kontrolle ist ein langfristig kariesfreies Gebiss erreichbar.

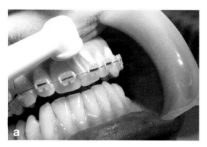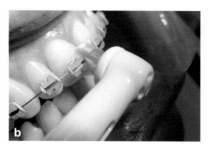

Abb. 119a und b
Anwendung kleiner Bürstenköpfe bei elektrischen Zahnbürsten

Zu der professionellen Zahnreinigung gehört auch die Anwendung von Färbelösungen oder der Einsatz von Pulverstrahlgeräten (Air-flow).

Professionelle Zahnreinigung

Zahnärztliche Maßnahmen auf Veranlassung des Kieferorthopäden

Der Zahnarzt ist verpflichtet, die Indikationen der erbetenen Maßnahmen gewissenhaft zu prüfen. Zu den begleitenden zahnärztlichen Eingriffen gehören die Lippenbandexzision, die Freilegung retinierter oder verlagerter Zähne und die Extraktion von Milch- und permanenten Zähnen.

Begleitende zahnärztliche Eingriffe

Kieferorthopädischer Notfall

Im Rahmen der kieferorthopädischen Behandlung kann es zu Defekten und Brüchen der Geräte kommen. Bei herausnehmbaren Apparaturen sollte das schmerzfreie Weitertragen gewährleistet werden. Druckstellen des Gerätes können analog zu den herausnehmbaren Prothesen am Kunststoff entfernt werden. Wenn ein Drahtelement gebrochen ist und eine Reparatur nicht sofort möglich ist, so wird empfohlen, dieses Drahtelement vollständig zu entfernen und eine umgehende Vorstellung beim Kieferorthopäden zu veranlassen. Hintergrund hierfür ist die Gefahr der Aspiration oder Respiration vor allem bei nächtlichem Tragen.

Defekte und Brüche der Geräte

Während der festsitzenden Therapie können Bogenenden zu Schleimhautirritationen führen. Häufig kann durch einfaches Einkürzen oder Druchtrennung mittels Seidenschneider eine Verbesserung erreicht werden. Lose Bänder oder Brackets sollten aus dem Mund entfernt werden und der Patient schnellst möglich kieferorthopädisch weiterbehandelt werden (Abb. 120).

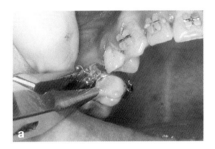
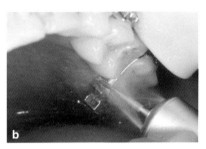
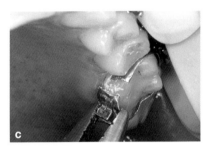

Abb. 120a bis c
Entfernung eines Molarenbandes mit einer einfachen Flachspitzzange. Unter Unständen kann im Notfall das Band palatinal durchtrennt werden, um ein leichteres Abnehmen zu erreichen.

Bei Karies oder parodontalen Entzündungen kann es notwendig sein, im Rahmen des zahnärztlichen Notdienstes Bänder oder Brackets zu entfernen. Mit besonderer Vorsicht ist es möglich, auch mit einfachen Zangen diese Arbeitsschritte durchzuführen.

Entfernung von Keramikbrackets

Die Entfernung von Keramikbrackets verlangt allerdings genaue Kenntnisse über den Brackettyp. Die meisten heute verfügbaren Kermikbrackets besitzen Sollbruchstellen, um eine gute Abnahme vom Zahn ohne Schmelzabrisse zu erreichen (Abb. 121).

Vor einer vollständigen Entbänderung ist dringend angeraten, mit dem behandelnden Kieferorthopäden Rücksprache zu halten. Es muss die Frage der Retentionsgeräte und der Kostenübernahme geklärt werden.

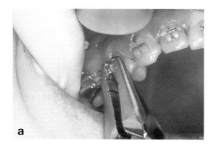
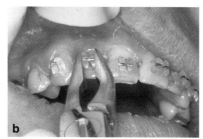
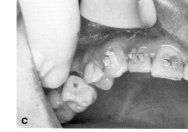

Abb. 121a bis c
Entfernung von Brackets. Bei falschem
Ansatz besteht bei Keramikbrackets die
Gefahr von Schmelzausrissen oder von
Zersplitterungen (Schutzbrille tragen!)

Zahnärztliche Maßnahmen nach der kieferorthopädischen Behandlung

Nach Abschluss vor allem einer festsitzenden kieferorthopädischen Behandlung stehen aus zahnärztlicher Sicht die Sanierung kariöser Läsionen (cave: Approximalraum) und die Remineralisierung der White Spots, soweit vorhanden, im Vordergrund.

Sanierung und Remineralisierung

Der Patient ist mittels Aufklärung von der Notwendigkeit zur gewissenhaften Einhaltung der Retentionsanweisungen zu überzeugen. Bei der Anwendung festsitzender Retainer muss in regelmäßigen Abständen der Halt der Klebeverbindungen überprüft werden und eine Anleitung zur Mundhygiene erfolgen.

Retentionsanweisungen

Bei Lösung einer einzelnen Klebestelle kann eine Reparatur mit dünnfließenden Kompositmaterialien erfolgen. Voraussetzung dafür ist jedoch die spannungsfreie Anlagerung des Retentionsdrahtes.

Liegt eine Hypoplasie der seitlichen Schneidezähne vor (Bolton-Diskrepanz) oder wurde im Frontzahngebiet ein kieferorthopädischer Lückenschluss mit einer Positionierung der Eckzähne an die Stelle der zweiten Schneidezähne vorgenommen, so sollte durch Kompositauf-

Kompositauf-
bauten und Rekon-
turierungen

bauten und Rekonturierungen die Frontzahnästhetik verbessert werden. Außerdem kann die Färbung der Eckzähne durch Aufhellungen
(Bleaching) verändert werden.

Eine Versorgung mit festsitzendem Zahnersatz (Einzelkronen, Brü-
cken) ist erst nach Einhaltung einer sechs- bis achtmonatigen Retentionszeit möglich. Die Umbauvorgänge im dentoalveolären Bereich sind
mit Entfernung der festsitzenden Apparatur noch nicht vollständig
abgeschlossen. Eine Absprache mit dem Kieferorthopäden über den
geeigneten Zeitpunkt wäre hilfreich.

Operative Ent-
fernung der Weis-
heitszähne kontro-
vers diskutiert

Die Diskussion über die Notwendigkeit und die Indikation einer opera-
tiven Entfernung der Weisheitszähne wird kontrovers geführt. Der ätio-
logische Zusammenhang mit dem tertiären Engstand ist nicht
abschließend geklärt.

Fuhrmann konnte in seinen Untersuchungen nachweisen, dass die
Angulation des Weisheitzahnkeimes um mehr als 65° (Winkel zwischen
den Zahnachsen des zweiten und dritten Molaren) zu einem größeren
Mesialdruck auf die Seitenzähne führt. Gleichzeitig konnte gezeigt
werden, dass die Entfernung der Weisheitszähne zu einer temporären
Entlastung führt. Ein Jahr nach dem Eingriff lag das durchschnittliche
interdentale Kraftniveau 27 % unter dem Ausgangsniveau. Der Vergleich zu einer Patientengruppe mit einem Winkel unter 33° (Kraftniveau -2,5 %) weist daraufhin, dass eine starke mesiale Angulation der
Weisheitszahnkeime Ursache für einen deutlichen Mesialdruck auf die
Seitenzähne ist.

Die Indikation zur Weisheitszahnentfernung sollte deshalb streng an
den Empfehlungen der DGZMK ausgerichtet werden. Von einer zu frühen Entfernung der Zahnkeime (vor dem 14. Lebensjahr) ist abzuraten.

Indikationen zur Weisheitszahnentfernung:

(nach den Empfehlungen der DGZMK [August 2002, www.dgzmk.de])

- deutlicher Platzmangel

- Verlagerung

- statt Extraktion der Prämolaren

- vor/nach Distalisation von Seitenzähnen

- wenn Durchbruch unwahrscheinlich

!

Juristische Aspekte der Zusammenarbeit

Die Zahl der juristischen Auseinandersetzungen zwischen Patienten und Ärzten steigt von Jahr zu Jahr an[1]. Die Ursachen für diesen Trend sind vielfältig. Aus Sicht des Patienten erscheint die kieferorthopädische Therapie als eine exakt planbare und technisch einfach durchzuführende Behandlung mit langjähriger Stabilität. Eine umfassende

Aufklärung   Aufklärung über die Risiken und Nebenwirkungen der kieferorthopädischen Zahnbewegungen wird häufig unterlassen. Außerdem erfolgt zu Beginn der Behandlung eher eine Bestärkung der Erwartungshaltung des Patienten als eine den individuellen Voraussetzungen angemessene Beratung über die tatsächlich erreichbaren Veränderungen. Stellt sich dann der Behandlungserfolg nicht ein oder verlängert sich die Behandlung, so nehmen Patienten und Eltern schnell einen Behandlungsfehler an.

Eine spezielles Arzt- oder Zahnarzthaftungsrecht gibt es in Deutschland nicht. Es folgt den Regeln des allgemeinen Haftungsrechts, welches im Verlauf der Jahre anhand der Entscheidung einzelner Fälle

Richterrecht   konkretisiert wurde (»Richterrecht«). Der Vertrag kommt bei Behandlungsbeginn zustande und wird als ein Dienstvertrag (§§ 611 ff. BGB) gewertet. Das heißt:

- Der Arzt wird im Hinblick auf ein diagnostisches beziehungsweise therapeutisches Ziel tätig, ohne einen erfolgreichen Ablauf garantieren zu können.

- Nur schuldhaftes Verursachen von Schaden bedingt Haftung.

- Liquidationsanspruch besteht bei Wahrung der Sorgfaltspflicht.

Der Patient muss aktiv an der Behandlung mitwirken (z. B. Mundhygiene, Termineinhaltung, Beachtung der Trageanweisungen kieferortho-

[1] Text und Abbildungen mit freundlicher Genehmigung des Quintessenz Verlages auszugsweise entnommen aus: Bock, J. J., Bock, F., Fuhrmann, R. A. W.: Juristische Aspekte der kieferorthopädischen Behandlung unter besonderer Berücksichtigung der Extraktionstherapie. Quintessenz 55: 643–651 (2004)

pädischer Geräte). Es ergeben sich aus diesem Vertrag folgende haftungsrechtliche Pflichten.

Haftungsrechtliche Pflichten:

- Pflicht zur ärztlichen Sorgfalt

- Pflicht zur Fortbildung

- Pflicht zur Aufklärung

- Schweigepflicht

- Dokumentationspflicht

!

Aufklärung

Die Aufklärung muss die Entscheidungsfreiheit des Patienten gewährleisten. Das persönliche ärztliche Aufklärungsgespräch ist an die individuellen Gegebenheiten und intellektuellen Fähigkeiten des Patienten anzupassen. Das Aufklärungsgespräch muss rechtzeitig stattfinden, damit genügend Bedenkzeit bleibt. Einen Überblick über den notwendigen Inhalt der Aufklärung gibt Tabelle 15.

Entscheidungsfreiheit des Patienten gewährleisten

Zeitpunkt und Inhalt der Aufklärung müssen dokumentiert werden. Eine Unterschrift von Arzt, Patient und protokollierender Zahnarzthelferin ist anzuraten. Eine alleinige Formularaufklärung ist unzulässig. Solange keine ausreichende Aufklärung des Patienten oder der Erziehungsberechtigten erfolgt ist, liegt auch keine Einwilligung des Patienten zur Behandlung vor.

Alleinige Formularaufklärung unzulässig

Im Falle einer juristischen Auseinandersetzung muss die Aufklärung bewiesen werden. Bei Minderjährigen muss das Einverständnis der Erziehungsberechtigten eingeholt werden. In Routinefällen reicht die Aufklärung und Zustimmung eines Elternteils. Vor schwerwiegenden Behandlungen (z. B. Operation) muss sich der Zahnarzt der ausdrücklichen Zustimmung auch des anderen Elternteils versichern und diese dokumentieren. Besondere Vorsicht ist bei getrennt lebenden Eltern mit einem gemeinsamen Sorgerecht anzuraten.

Minderjährige: Einverständnis der Erziehungsberechtigten

Einwilligung
des Patienten

Nach der Rechtsprechung erfüllt jede in die körperliche Unversehrtheit eingreifende ärztliche Behandlung den Tatbestand der Körperverletzung. Aus diesem Grunde bedarf jeder Eingriff einer besonderen Rechtfertigung in Form einer Einwilligung des Patienten.

Art der Aufklärung	Inhalt
Selbstbestimmungs-aufklärung	Erläuterung von Befund und Diagnose, Gewährleistung der freien Entscheidung des Patienten Aufklärung über Folgen einer Nichtbehandlung
Verlaufsaufklärung	Art, Wesen, Umfang, Durchführung der Behandlung; einschließlich Aufklärung über Therapiealternativen
Risikoaufklärung	Information über eingriffstypische Komplikationen und Nebenwirkungen
Stufenaufklärung	schriftliche (Formblätter, Broschüren) und mündliche Informationen (Aufklärungsgespräch)
Sicherungs-aufklärung	Verhalten nach Therapie; Prognose, Rezidiv
Wirtschaftliche Aufklärung	Kosten der Behandlung bzw. der Therapiealternativen

Tab. 15
Übersicht zu den wichtigsten Fragen bei der Aufklärung

Zivilprozess

Beweislastumkehr

Im Fall eines Zivilprozesses ist entscheidend, ob ein ärztlicher Behandlungsfehler vorliegt und vom Patienten bewiesen werden kann. Parallel dazu werden im Streitfall die Einhaltung der Aufklärungs- und Dokumentationspflichten geprüft. Bestehen Zweifel an deren korrekter Durchführung kommt es zur Beweislastumkehr: Der Zahnarzt muss jetzt die ordnungsgemäße Aufklärung, Dokumentation und Behandlung nachweisen.

Behandlungsrisiken in der Kieferorthopädie

Die Risiken und Nebenwirkungen einer kieferorthopädischen Therapie sind vielfältig und abhängig von Art und Umfang der durchzuführenden Zahnbewegungen. Die Behandlungsrisiken wurden übersichtlich von *Fuhrmann* (2001) dargestellt (Abb. 122).

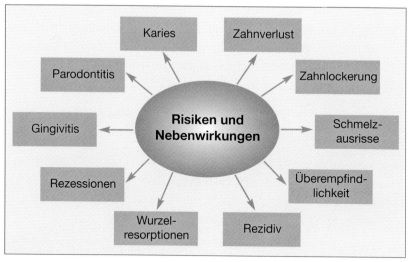

Abb. 122
Kieferorthopädische Behandlungsrisiken. Der Patient hat einen erheblichen Anteil am Erfolg der Behandlung und kann durch schlechte Mundhygiene beziehungsweise fehlende Mitarbeit schuldhaft an der Entstehung von Schäden beteiligt sein.

Eine Besonderheit bei der kieferorthopädischen Behandlung aus juristischer Sicht besteht darin, dass die Patienten meist minderjährig sind. Sie tragen jedoch auch eine erhebliche Mitverantwortung am Erfolg der Behandlung. Mangelhafte Mitarbeit kann zu einem Behandlungsabbruch oder -misserfolg führen.

Erhebliche Mitverantwortung des Patienten

Unzureichende Mundhygiene während der festsitzenden Behandlung führt zu Demineralisationen und Karies. Aus diesen Gründen ist eine entscheidende Mitwirkung der Erziehungsberechtigten notwendig sowie eine intensive Aufklärung und Kontrolle.

Dem Hauszahnarzt kommt ebenfalls eine große Verantwortung zu. Sollte der Zahnarzt anhand der routinemäßigen Mundhygieneuntersuchungen (IP 1–5) feststellen, dass eine Fortsetzung der kieferorthopädischen Behandlung zu bleibenden Schäden der Hartsubstanz führt, so muss er den behandelnden Kieferorthopäden umgehend informieren.

Verantwortung des Hauszahnarztes

Aus juristischer Sicht ist vor allem der Zeitpunkt der Erkennbarkeit von großer Bedeutung. Versäumnisse der kollegialen Zusammenarbeit wir-

Zeitpunkt der Erkennbarkeit

ken sich unmittelbar auf forensische Fragestellungen aus. Es erscheint angebracht, vor einer kieferorthopädischen Behandlung zu prüfen, ob der Kieferorthopäde oder der Zahnarzt die Verantwortung für die regelmäßigen Mundhygieneuntersuchungen (Vermeidung von Doppelabrechnung der IP-Leistungen) übernehmen soll.

Mögliche Fehler
Mögliche Fehler in Zusammenhang mit einer kieferorthopädischen Therapie werden in Tabelle 16 dargestellt.

Zu beachten ist, dass sowohl vor der Behandlung (Aufklärung über Folgen der Nichtbehandlung, verzögerte Überweisung zum Kieferorthopäden) als auch nach Abschluss der kieferorthopädischen Therapie forensische Probleme entstehen können.

Behandlungsaufgaben	Auftretende Fehler und Probleme
Prävention	
Aufklärung: Mundhygiene, Ernährung, Fluoridierung Erhalt der Milchzähne Abstellung von Dysfunktionen Einstellung korrekter Atmung Einsetzen von Platzhaltern	Stützzonenverlust Zahnkippungen und -wanderungen dentoalveoläre Mittellinienverschiebung
Frühe und Frühbehandlung	
Steuerung des Zahnwechsels Überstellung von Kreuzbissen Myofunktionelle Therapie Traumaprophylaxe	Unterlassene Indikationsstellung, Retentionen, Verzögerung einer logopädischen/kieferorthopädischen Therapie
Reguläre kieferorthopädische Behandlung	
Korrektur von skelettalen Anomalien Feineinstellung von Okklusion und Artikulation	Fehleinschätzung des Wachstumspotenzials Schäden an Zahnhartsubstanz Gravierende parodontale Schädigung
Retention	Unterlassene Rezidivaufklärung Unterlassene Retention

Tab. 16
Mögliche Komplikationen, Fehler und Probleme während der verschiedenen kieferorthopädischen Behandlungen

Extraktionstherapie – ein besonderes Risikopotenzial

Die Entscheidung für eine Extraktion bleibender Zähne ist eine besonders weitreichende Entscheidung mit irreversiblen, lebenslangen Folgen. Eine größtmögliche Sorgfalt bei den klinischen und radiologischen Untersuchungen sowie bei der Indikationsstellung, Aufklärung
und Dokumentation ist dringend anzuraten. Da der Eingriff meist nach
Überweisung von einem Zahnarzt oder Kieferchirurgen vorgenommen
wird, muss die Abstimmung mit diesen Kollegen eindeutig und eng
sein.

Größtmögliche Sorgfalt

Es gelten für die interdisziplinäre Zusammenarbeit drei grundlegende
Prinzipien (*Steffen* und *Dressel* 1997):

Prinzipien der inter-disziplinären Zusammenarbeit

1. Prinzip der strikten Arbeitsteilung

Der medizinische Fortschritt bedingt Spezialisierungen und führt zu
einer Teilbarkeit der Verantwortungsbereiche. Es liegt zwischen Zahnarzt und Kieferorthopäden eine so genannte »horizontale Arbeitstei-
lung« vor. Im Gegensatz zu einer hierarchischen Organisation im Kran-
kenhaus gilt das Prinzip der partnerschaftlichen Gleichordnung und
der Weisungsfreiheit.

Partnerschaftliche Gleichordnung und Weisungsfreiheit

2. Prinzip der Einzel- und Eigenverantwortlichkeit

Jeder an der Behandlung Beteiligte trägt für die von ihm übernommen
Aufgaben die volle Verantwortung. Grundlagen sind zum einen die klar
definierte Aufgabenzuweisung und zum anderen die Maßgabe von
Gebietsbezeichnungen oder berufsständischen Vereinbarungen.
Rechtliches Verschulden setzt jedoch immer eigenes individuelles Ver-
schulden voraus.

Volle Verantwortung

3. Prinzip des Vertrauensgrundsatzes

Aus dem Prinzip der Eigenverantwortlichkeit leitet sich aber auch der
Vertrauensgrundsatz ab, dass jeder Arzt für sein Aufgabengebiet verantwortlich ist. Solange keine Fehler erkennbar werden, muss er sich
aber darauf verlassen dürfen, dass auch der Kollege des anderen
Fachgebiets seine Aufgaben mit der gebotenen Sorgfalt erfüllt. Eine
gegenseitige Überwachungspflicht besteht nicht.

Keine gegenseitige Überwachungs-pflicht

Die Aufklärung über die Indikation zur Extraktion und deren langfristigen Folgen ist Pflicht des Kieferorthopäden. Über die unmittelbar mit dem Eingriff verbundenen Risiken muss der Zahnarzt aufklären, der die Extraktion vornimmt. Zur Verbesserung der interdisziplinären Zusammenarbeit ist dem Kieferorthopäden anzuraten, sowohl die Indikation für die Extraktion zu beschreiben als auch die entsprechenden Röntgenunterlagen zur Verfügung zu stellen.

Kann der Zahnarzt die kieferorthopädische Indikationsstellung nicht nachvollziehen oder sind die vorgelegten Röntgenbilder schon mehr als ein Jahr alt, so verbietet sich die Durchführung der Extraktion. Im Zweifelsfall ist das kollegiale Gespräch zu suchen.

Extraktionen aus allgemeinzahnärztlichen Gründen

Vor allem während der ersten und zweiten Wechselgebissphase sind die Folgen einer vorzeitigen Extraktion von Milch- und permanenten Zähnen für die weitere Gebissentwicklung von großer Bedeutung. Wenn konservierende und endodontische Maßnahmen nicht ausreichen, um einen Zahn zu erhalten, so ist die Vorstellung bei einem Kieferorthopäden eventuell schon vor der Extraktion anzuraten. Insbesondere bei der Extraktionsnotwendigkeit der ersten Molaren ist es dringend erforderlich, die Folgen für die Gebissentwicklung abzuschätzen und entsprechende therapeutische Schritte einzuleiten.

Extraktionsnotwendigkeit der ersten Molaren

Literatur

1. *Angle, E. H.:* Malocclusion of the Teeth. SS White Dental Mfg Co, Philadelphia 1907

2. *Balters, W.:* Die Technik und Übung der Bionatortherapie. Quintessenz 15: 77–85 (1964)

3. *Balters, W.:* Eine Einführung in die Bionatorheilmethode: Ausgewählte Schriften und Vorträge. Verlag C. Herrmann, Heidelberg 1973

4. *Bäßler-Zeltmann, S., Kretschmer, I., Göz, G.:* Zahnstellungsanomalien und kieferorthopädischer Behandlungsbedarf bei neunjährigen Schulkindern. Erhebung entsprechend der Skala der schwedischen Medizinalbehörden J Orofac Orthop/Fortschr Kieferorthop, 59: 193–201 (1998)

5. *Bhatia, S. N., Leighton, B. C.:* A manual of facial growth: A computer analysis of longitudinal cephalometric growth data. Oxford University Press, Oxford, New York, Tokyo 1993

6. *Birkeland, K., Boe, O. E., Wisth, P. J.:* Subjektive Bewertung von dentalen und psychosozialen Ergebnissen nach kieferorthopädischer Behandlung. J. Orofac Orthop 58 (1): 44–61 (1997)

7. *Bock, J. J., Bock, F., Bock, J., Böhm, B., Worg, H.:* Die kieferorthopädische und zahnmedizinische Behandlung bei traumatischem Schneidezahnverlust. Quintessenz 54 (9): 71–76 (2003)

8. *Bock, J. J., Bock, F., Böhm, B., Fuhrmann, R. A. W.:* Kephalometrische Befunde beim seitlichen Kreuzbiss. Kieferorthop, 18: 199–206 (2004)

9. *Bock, J. J., Bock, F., Böhm, B., Fuhrmann, R. A. W.:* The classification of the anterior open bite with help of individualized cephalometry. J Orofac Orthop, In Process Citation

10. *Bock, J. J., Bock, F., Fuhrmann, R. A. W.:* Juristische Aspekte der kieferorthopädischen Behandlung unter besonderer Berücksichtigung der Extraktionstherapie. Quintessenz 55: 643-651 (2004)

11. *Bock, J. J., Bock, F., Maurer, P., Setz, J., Schubert, J.:* Die Beurteilung der Kiefergelenkfunktion nach Dysgnathieoperationen anhand des Helkimo-Indexes. DZZ 59: 339–342 (2004)

12. *Bock, J. J., Bock, J., Sterzik, G.:* Einfluss von Tumorbehandlungen im Kindesalter auf die Entwicklung des bleibenden Gebisses am Beispiel zweier Patienten. Kieferorthop 16: 279–284 (2002)

13. *Bock, J. J., Bock, J., Sterzik, G.:* Therapie der Angle-Klasse II/1 mit dem Elastisch-Offenen Aktivator nach Klammt. Inf Orthod Kieferorthop, 35: 71–76 (2003)

14. *Bock, J. J., Maurer, P.:* Die kieferorthopädisch-kieferchirurgische Kombinationsbehandlung unter Berücksichtigung temporomandibulärer Funktionsbefunde. Quintessenz 55: 1391–1399 (2004)

15. *Bock, J. J., Maurer, P., Fuhrmann, R. A. W.:* The influence of craniomandibular dysfunction to the patient satisfaction following orthognathic surgery. J Orofac Orthop, In Process Citation

16. *Bock, J. J., Maurer, P., Sterzik, G.:* Possibilities and limitations of comprehensive treatment of mentally retarded patients with cleft lip, alveolus and palate. J Orofac Orthop (Germany), 65 (3): 259–268 (2004)

17. *Bock, J. J., Paulerberg, C., Böhm, B., Sterzik, G.:* Abgewöhnen von Habits mittels Lutschkontroll-Apparatur. Kieferorthop 16: 271–276 (2002)

18. *Bredy, E., Baugut, G.:* Der offene Biß – eine historische Betrachtung. Fortschr Kieferorthop 43: 110–126 (1982)

19. *Bredy, E., Jungto, H.:* Der Elastisch-Offene Aktivator nach Klammt – Ergebnisse einer Nachuntersuchung. Fortschr Kieferorthop 48: 87–93 (1987)

20. *Chiche, F., Missika, P.:* Die Versorgung von Einzelzahnlücken. Teil 2: Implantatgetragener Einzelzahnersatz im Frontzahnbereich. Quintessenz 52 (7): 679–685 (2001)

21. *DeMuynck, S., Schollen, E., Matthijs, G., Verdonk, A., Devriendt, K., Carels, C.:* A novel MSX1 mutation in hypodontia. Am J Med Genet 128 (8): 401–403 (2004)

22. *Deutsch, E., Spickhoff, A.:* Medizinrecht. Springer-Verlag, Berlin Heidelberg 2003

23. *Diedrich, P. (Hrsg.):* Praxis der Zahnheilkunde. Band 11/I–III. Urban & Schwarzenberg, München, Wien, Baltimore 2002

24. *Dietschi, D., Schatz, J. P.:* Aktuelle Restaurationsmöglichkeiten bei jungen Patienten mit fehlenden Frontzähnen. Quintessenz 49 (1): 47–56 (1998)

25. *Drescher, D.:* Kephalometrie und Profilanalyse. In: *Schmuth, G.* (Hrsg): Praxis der Zahnheilkunde 11. Kieferorthopädie I. 3. Aufl., Urban & Schwarzenberg, München, Wien, Baltimore 1994

26. *Droschl, H.:* Die Fernröntgenwerte unbehandelter Kinder zwischen dem 6. und 15. Lebensjahr. Quintessenz, Berlin 1984

27. *Eckardt, L., Kanitz, G., Harzer, W.:* Dentale und skelettale Veränderungen bei frühzeitiger Klasse-II-Behandlung mit dem offenen Aktivator. Fortschr Kieferorthop 56: 339–346 (1995)

28. *Egermark, I., Blomqvist, J. E., Cromvik, U., Isaksson, S.:* Temporomandibular dysfunction in patients treated with orthodontics in combination with orthognathic surgery. Europ J Orthod 22: 537–544 (2000)

29. *Eichentopf, U.:* Vergleichende Untersuchung zur Bedeutung und Interpretation kieferorthopädisch-diagnostischer Unterlagen unter besonderer Berücksichtigung der Fernröntgenanalyse. Med. Diss., Halle 1991

30. *Enlow, D. H.:* Handbuch des Gesichtswachstums. Quintessenz, Berlin 1989

31. *Fadel, B., Miethke, R. R.:* Die kieferorthopädische Behandlung des offenen Bisses bei Dysfunktionen und Habits. Kieferorthop 8: 23–34 (1994)

32. *Fiala, M.:* Offener Biß und interdentaler Sigmatismus. Stomatol DDR 39: 248–252 (1989)

33. *Figgener, L.:* Stellungnahme der DGZMK – Die Behandlung von Minderjährigen. DZZ 50: 1995

34. *Flanary, C. M., Alexander, J.:* Patient responses to the orthognathic surgical experience: Factors leading to dissatisfaction. J Oral Maxillofac Surg 41: 770–774 (1983)

35. *Fleischer-Peters, A., Zschiesche, S.:* Ist Lutschen wirklich schädlich? Fortschr Kieferorthop 41: 563–569 (1980)

36. *Forsell, H., Finne, K., Forsell, K., Panula, K., Blinnikka, L. M.:* Expectations and perceptions regarding treatment: A prospective study of patients undergoing orthognathic surgery. Int J Adult Orthod Orthognath Surg 13: 107–113 (1998)

37. *Franchi, L., Baccetti, T., McNamara Jr., J. A.:* Cephalometric floating norms for north american adults. Angle Orthod 68: 497–502 (1998)

38. *Fränkel, C., Fränkel, R.:* Der Funktionsregler in der orofazialen Orthopädie. Hüthig, Heidelberg 1992

39. *Fränkel, R., Fränkel, C.:* Funktionelle Aspekte des skelettalen offenen Bisses. Fortschr Kieferorthop 43: 8–18 (1982)
40. *Fuhrmann, R. A. W., Grave, C., Diedrich, P.:* Perioperative progress check of interdental forces following extraction of the third molars. J Orofac Orthop 61: 155–167 (2000)
41. *Fuhrmann, R. A. W.:* Forensische Kieferorthopädie und Konfliktprophylaxe bei Problempatienten und Mehrfachbehandlungen. Selbstverlag, Halle 2004
42. *Fuhrmann, R. A. W.:* Nebenwirkungen und Risiken der kieferorthopädischen Therapie. In: *Dietrich, P.* (Hrsg.): Praxis der Zahnheilkunde. Kieferorthopädische Therapie. Bd. 11/III, Urban & Schwarzenberg, 2001, 68–82
43. *Garliner, D., Gables, C.:* Treatment of open bite, utilizing myofunctional therapy. Fortschr Kieferorthop 43: 295–307 (1982)
44. *Garvill, J., Garvill, H., Kahnberg, K. E., Lundgren, S.:* Psychological factors in orthognathic surgery. J Cranio Max Fac Surg 20: 28–33 (1992)
45. *Gernhardt, C. R., Eppendorf, K.:* Sofortimplantation nach Frontzahntrauma und gleichzeitiger provisorischer Versorgung – ein Fallbericht. Dent Implantol 7: 16–22 (2003)
46. *Göz, G.:* Die kieferorthopädische Zahnbewegung. Untersuchungen zur Biologie und Mechanik. Hanser, München, Wien 1987
47. *Golan, I., Baumert, U., Wagner, H., Preising, M., Lorenz, B., Niederdellmann, H., Müßig, D.:* Zur Variabilität der CBFA1/RUNX2-Genexpression bei Dysostosis cleidocranialis – eine Familienuntersuchung. J Orofac Orthop, 63: 190–198 (2002)
48. *Graber, T. M., Swain, B. F.:* Grundlagen und moderne Techniken der Kieferorthopädie. Quintessenz, Berlin 1989
49. *Harvold, E. P.:* Primate experiments on oral sensation and dental malocclusions. Am J Orthod 63: 494–508 (1973)
50. *Harzer, W., Reinhardt, A., Soltes, K.:* Der offene Biß – Morphologie und therapeutische Konsequenzen. Zahn-Mund-Kieferheilkd 77: 421–426 (1989)
51. *Harzer, W.:* Lehrbuch der Kieferorthopädie. Hanser Verlag, München 1999
52. *Hasund, A., Boe, O.:* Floating norms as guidancce for the positioning of the lower incisors. Angle Orthod 50: 165–168 (1980)

53. *Hasund, A.:* Klinische Kephalometrie für die Bergen-Technik. Kieferorthopädische Abteilung des Zahnärztlichen Institutes der Universität Bergen 1974

54. *Hatch, J. P., Rugh, J. D., Clark, G. M., Keeling, S. D., Tiner, B. D., Bays, R. A.:* Health-related quality of life following orthognathic surgery. Int J Adult Orthod Orthognath Surg 13: 67–77 (1998)

55. *Häupl, K.:* Gewebsumbau und Zahnveränderung in der Funktionskieferorthopädie. Barth 1938

56. *Hausser, E.:* Ätiologie und Genese der Gebißanomalien. Fortschr Kieferorthop 15: 102–110 (1994)

57. *Helkimo, M.:* Studies on function and dysfunction of the masticatory system: II. Index for anamnestic and clinical dysfunction and occlusal state. Swed Dent J 67: 101–121 (1974)

58. *Hensel, E., Born, G., Körber, V., Altvater, T., Gesch, D.:* Prävalenzen definierter Dysgnathiesymptome bei Studienteilnehmern der Study of Health in Pomerania(SHIP)* in der Altersgruppe 20 bis 49 Jahre. J Orofac Orthop 64: 157–166 (2003)

59. *Hoppenreijs, T. J. M., Hakman, E. C. J., van`t Hof, M. A., Stoelinga, P. J. W., Tuinzing, D. B., Freihofer, H. P. M.:* Psychologic implications of surgical-orthodontic treatment in patients with anterior open bite. Int J Adult Orthognath Surg 14: 101–112 (1999)

60. *Hotz, R.:* Orthodontie in der täglichen Praxis. 5. Aufl., Verlag Hans Huber, Bern, Stuttgart, Wien 1980

61. *Hugo, B., Becker, S., Witt, E.:* Die Bewertung der kombiniert kieferorthopädisch-kieferchirurgischen Behandlung aus Sicht des Patienten. Eine Längsschnittstudie. Fortschr Kieferorthop 57: 88–101 (1996)

62. *Jarabak, J. R.:* Open bite, skeletal morphology. Fortschr Kieferorthop 44: 122–133 (1983)

63. *Järvinen, S.:* Floating norms for ANB angle as guidance for clinical considerations. Am J Orthod 90: 383–387 (1986)

64. *Kahl-Nieke, B.:* Einführung in die Kieferorthopädie. Urban & Schwarzenberg, München, Wien, Baltimore 1995

65. *Kantorowicz, A.:* Die Bedeutung des Lutschens für die Entstehung erworbener Fehlbildungen. Fortschr Kieferorthop 16: 109–121 (1955)

66. *Karwetzky, R.:* Ein neues funktionskieferorthopädisches Gerät. Dtsch Zahnärztebl 419–423 (1964)

67. *Klammt, G.:* Die Arbeit mit dem Elastisch-Offenen Aktivator. FortschrKieferorthop 309–310 (1960)

68. *Klink-Heckmann, U.:* Klassifikation der Dysgnathien. In: *Klink-Heckmann, U., Bredy, E.:* Kieferorthopädie. 3. Aufl., Barth, Berlin, Leipzig 1990

69. *Korkhaus, G.:* Moderne orthodontische Therapie. 2. Aufl., Meusser, Berlin 1932, 404–408

70. *Lauweyns, I., Carels, C., Marchal, G., Bellon, E., Hermans, R., Vlietinck, R.:* The use of twins in dentofacial genetic research. Am J Orthod Dentofac Orthop 103 (1): 33–38 (1993)

71. *Lilie, H., Orben, S.:* Zur Verfahrenswirklichkeit des Arztstrafrechts. ZRP 154–159 (2002)

72. *Linder-Aronson, S.:* Der offene Biß in Relation zur Atemfunktion. Fortschr Kieferorthop 44: 1–11 (1983)

73. *Linn, E. W., Eijkman, M. A.* (Hrsg.): Misserfolge bei der zahnärztlichen Behandlung. Fallbeispiele aus der Praxis analysiert. Dt Ärzte-Verlag, Köln 1998

74. *Maurer, P., Bock, J. J., Otto, C., Eckert, A. W., Schubert, J.:* Temporomandibulärer Funktionsstatus nach Dysgnathieoperationen im Vergleich zu einer bevölkerungsrepräsentativen Studie. Mund Kiefer GesichtsChir 7 (6): 356–360 (2003)

75. *Maurer, P., Knoll, W. D., Schubert, J.:* Comparative evaluation of two osteosynthesis methods on the stability after sagittal ramus osteotomy. J Craniomaxillofac Surg 31: 284–289 (2003)

76. *Maurer, P., Otto, C., Bock, J. J., Eckert, A. W., Schubert, J.:* Die Patientenzufriedenheit mit dem Endergebnis eines orthognath-chirurgischen Eingriffes und der Einfluss von ästhetischen und funktionellen Kriterien. Mund Kiefer GesichtsChir 6: 15–18 (2002)

77. *Maurer, P., Otto, C., Eckert, A. W., Schubert, J.:* Komplikationen bei der chirurgischen Behandlung von Dysgnathien – ein 50-jähriger Erfahrungsbericht. Mund Kiefer GesichtsChir 5: 353–356 (2001)

78. *Miethke, R., Drescher, D. (Hrsg.):* Kleines Lehrbuch der Angle-Klasse II/1 unter besonderer Berücksichtigung der Behandlung. Quintessenz-Verlag, Berlin 1996

79. *Moss, M. L., Salentijn, L.:* Differences between the functional matrices in anterior open-bite and in deep overbite. Am J Orthod 60: 264–279 (1971)

80. *Mottel, W., Pfister, R.:* Adenoide – ein kausaler Faktor beim vertikalen Wachstumsmuster? Fortschr Kieferorthop 43: 19–28 (1982)

81. *Mulligan, T. F.:* Orthodontische Mechanik und gesunder Menschenverstand. American Orthodontics, Lemgo 1987

82. *Opitz, C.:* Kieferorthopädische Behandlung von Patienten mit Lippen-Kiefer-Gaumen-Spalten. Quintessenz-Verlag, Berlin, Chicago, London 2002

83. *Paulerberg, C.:* Eine kariesepidemiologische Untersuchung zum oralen Gesundheitszustand 3- bis 6-jähriger Kinder aus der Stadt Halle/Saale, Med. Diss., Halle 2000

84. *Pfeiffer, G.:* The wave-line procedere for primary cleft lip. In: *Johanson, B.* (Ed): 2nd International Congress on Cleft Palate. Copenhagen 1973, 190

85. *Rakosi, T., Jonas, I.:* Kieferorthopädie Diagnostik. Farbatlanten der Zahnmedizin, Thieme, Stuttgart 1989

86. *Rakosi, T.:* Funktionelle Therapie in der Kieferorthopädie. Hanser Verlag, München, Wien 1990

87. *Rakosi, T., Jonas, I.:* Kephalometrische Analyse im Fernröntgenbild. In: *Rateitschak, K. H.* (Hrsg): Farbatlanten der Zahnmedizin 8 Kieferorthopädie Diagnostik. Thieme, Stuttgart, New York 1989, 179–205

88. *Reich, U., Dannhauer, K.-H.:* Zur kraniofacialen Morphologie kieferorthopädisch unbehandelter Patienten im Raum Sachsen. Fortschr Kieferorthop 57: 246–258 (1996)

89. *Reichenbach, E., Brückl, H., Taatzm H.:* Kieferorthopädische Klinik und Therapie. 7. Aufl., Johann Ambrosius Barth, Leipzig 1971

90. *Rhode, E. R.:* Juristische Aspekte bei der Fehlbehandlung in der Kieferorthopädie. AKFOS Newsletter 4/3: 16–22 (1997)

91. *Riedmann, T., Georg, T., Berg, R.:* Adult patients' view of orthodontic treatment outcome compared to professional assessments. J Orofac Orthop 60: 308–20 (1999)

92. *Ries, H. P., Schnieder, K.-H., Großbölting, R.* (Hrsg.): Zahnarzt-
recht. Praxishandbuch für Zahnmediziner. Springer, Berlin, Heidelberg 2002

93. *Riolo, M. L., Moyers, R. E., McNamara Jr., J. A., Hunter, W. S.:* An
atlas of craniofacial growth: Cephalometric standarts from the
university school growth study. The university of Michigan:
monograph number 2, 1974

94. *Rötzscher, Th.:* Forensische Zahnmedizin. Springer, Berlin, Heidelberg 2000

95. *Schmuth, G. P. F., Vardimon, A.:* Kieferorthopädie. Thieme, Stuttgart, NewYork 1994

96. *Schopf, P.:* Curriculum Kieferorthopädie Bd. I und II. 2. Aufl.,
Quintessenz, Berlin, London, Sao Paulo (usw.) 1994, 185–187

97. *Schopf, P.:* Zur Prognose des vertikalen Wachstumstyps.
Fortschr Kieferorthop 43: 271–281 (1982)

98. *Schubert, J., Bartel-Friedrich, S., Hemprich, A.:* Furlow palato-
plasty – experiences with 114 consecutive cases. Mund Kiefer
GesichtsChir 6 (5): 309–313 (2002)

99. *Schulze, C.:* Lehrbuch der Kieferorthopädie. 2. Aufl., Quintessenz, Berlin, Chicago, Tokio 1980

100. *Schwarz, A. M.:* Die Röntgendiagnostik. Urban & Schwarzenberg, Wien 1958

101. *Segner, D., Hasund, A.:* Individualisierte Kephalometrie. 2. Aufl.,
Segner, Hamburg 1994

102. *Segner, D.:* Floating norms as a means to describe individual
skeletal patterns. Eur J Orthod 11: 214–220 (1989)

103. *Seifert, K.:* Planungs- und Behandlungsfehler in der Kieferorthopädie. AKFOS Newsletter 4/3: 47–51 (1997)

104. *Steffen, E., Dressel, W. D.:* Arzthaftungsrecht. Neue Entwick-
lungslinien der BGH-Rechtsprechung. 7. Aufl., RWS Verlag,
Kommunikationsforum Köln 1997

105. *Steiner, C. C.:* Cephalometrics for you and me. Am J Orthod 39:
729–755 (1953)

106. *Steinhäuser, E., Janson, I.:* Kieferorthopädische Chirurgie. Bd. 1.
Quintessenz, Berlin, Chicago, London 1988

107. *Taatz, H.:* Therapie der Lutschanomalien im Kleinstkindalter und
ihre Problematik. Fortschr Kieferorthop 21: 339–353 (1960)

108. *Tammoscheit, U.-G.:* Untersuchungen zur Ätiologie des frontal offenen Bisses. Fortschr Kieferorthop 42: 451–456 (1981)

109. *Teuscher, U.:* Behandlungsresultate mit der Aktivator-Headgear-Kombination. Hüthig, Heidelberg 1988

110. *Tollaro, I., Baccetti, T., Franchi, L.:* Floating norms for the assessment of craniofacial pattern in the deciduous dentition. Europ J Orthod 18: 359–365 (1996)

111. *Tweed, C. H.:* The diagnostic facial triangle in the control of treatment objectives. Am J Orthod 55: 651–667 (1969)

112. *Viazis, A. D.:* The triple loop corrector (TLC): A new thumbsucking habit control appliance. Am J Orth Dentofacial Orthop 100: 91–92 (1991)

113. *Viazis, A. D.:* Thumbsucking and tongue posturing correction appliance. J Clin Orthod 27: 417–419 (1993)

114. *Vogel, C.:* Haftpflichtansprüche aus kieferorthopädischer Behandlung. Fortschr Kieferorthop 40 (6): 520–523 (1979)

Anhang

Abbildungsnachweis

Folgende Abbildungen wurden mit freundlicher Genehmigung des Quintessenzverlages abgedruckt und entstammen den aufgeführten Publikationen des Verlages:

Abb. 93 a bis d

Bock, J. J., Bock, F., Böhm, B., Fuhrmann, R. A. W.: Kephalometrische Befunde beim seitlichen Kreuzbiss. Kieferorthop 18: 199–206 (2004)

Abb. 104a bis f

Bock, J. J., Bock, F., Worg, H., Böhm, B.: Die kieferorthopädische und zahnmedizinische Behandlung bei traumatischem Schneidezahnverlust. Quintessenz 54 (9): 951–956 (2003)

Abb. 111 bis 115

Bock, J. J., Maurer, P.: Die kieferorthopädisch-kieferchirurgische Kombinationsbehandlung unter Berücksichtigung temporomandibulärer Funktionsbefunde. Quintessenz 55 (12): 1391–1399 (2004)

Stichwortverzeichnis

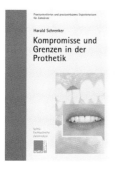
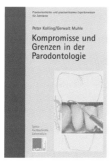
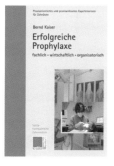

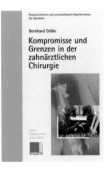
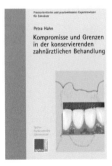
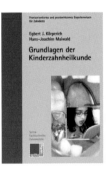

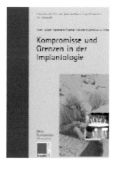
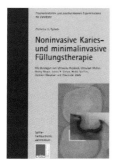
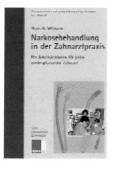

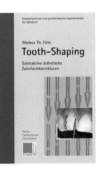
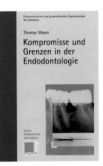
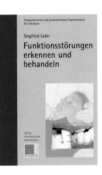

Die neue Spitta-Fachbuchreihe

greift die aktuellen Themen der Zahnmedizin praxisnah auf und bringt sie zielgerichtet auf den Punkt. Lösungsorientiert unterstützt sie den Zahnarzt in seinem beruflichen Alltag – durch praxisorientiertes und praxiswirksames Expertenwissen.

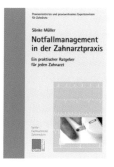

Band 13

Sönke Müller
Notfallmanagement in der Zahnarztpraxis.
Ein praktischer Ratgeber für jeden Zahnarzt
194 Seiten, zahlreiche Merkkästen und Grafiken, Übersichten zur
Medikation des Notfalls, ISBN 3-938509-07-4, € 34,80

Ein praktischer Leitfaden für den Notfall – speziell auf die Situation des Zahnmediziners zugeschnitten, damit er auch in Ausnahmesituationen souverän und effektiv handeln kann. Nach Notfallsituationen klar gegliedert, mit genauen Instruktionen zur sicheren Beherrschung des Notfalls.

Expertenwissen – extra für Sie:

- ✓ schnell und einfach in die Praxis umzusetzen
- ✓ gut zu lesen, da optimal strukturiert und konzentriert
- ✓ übersichtlich gegliedert, reich bebildert und mit hilfreichen Randnotizen versehen
- ✓ als Entscheidungshilfe bei schwierigen Fällen
- ✓ auf dem neuesten Stand der Forschung

Spitta Verlag GmbH & Co. KG • Ammonitenstraße 1 • 72336 Balingen
Telefon 07433 952-0 • Telefax 07433 952-321
Internet www.spitta.de